SILVIA HÖFER

Geburt

SILVIA HÖFER

Geburt

Was eine Hebamme
ihrer Tochter
mitgeben würde

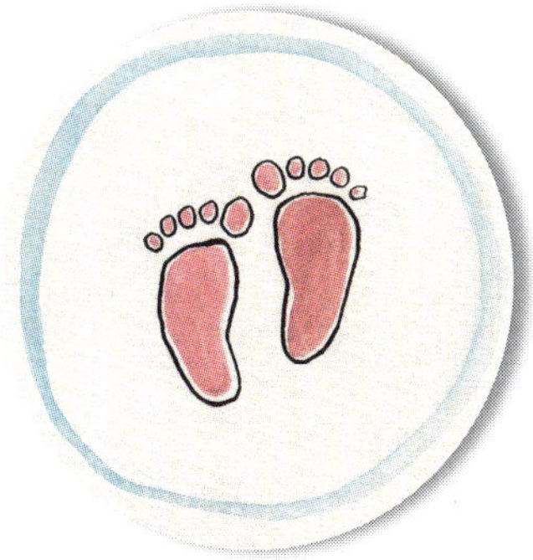

Kösel

Sollte diese Publikation Links auf Webseiten Dritter enthalten, so übernehmen wir für deren Inhalte keine Haftung, da wir uns diese nicht zu eigen machen, sondern lediglich auf deren Stand zum Zeitpunkt der Erstveröffentlichung verweisen.

Verlagsgruppe Random House FSC® N001967

MIX
Papier aus verantwortungsvollen Quellen
FSC® C005833

Umschlag: Weiss Werkstatt München
Redaktion: Melanie Hartmann, Fürstenfeldbruck
Layout & Satz: Veronika Preisler, München
Umschlagmotiv & Illustrationen: Daphne Patellis, München
Autorinnenfoto: Johanna Ruebel, Berlin
Druck und Bindung: Těšínská tiskárna, Český Tešín
Printed in the Czech Republic
ISBN 978-3-466-31102-6

www.koesel.de

Dieses Buch ist auch als E-Book erhältlich.

Für Simone und Moritz

Geboren wird nicht nur
das Kind durch die Mutter,
sondern auch die Mutter durch das Kind.
Gertrud von le Fort 1876–1971

Inhalt

* Aus Gründen der besseren Lesbarkeit habe ich meistens keine geschlechtergerechte Schreibweise verwendet, sondern spontan und abwechselnd eine Form. Dabei gelten sämtliche Personenbezeichnungen gleichermaßen für alle Geschlechter.

Einleitung

Was für eine Geburt wünschst du dir für dich und dein Baby? Bei dieser Frage an meine Tochter und auch an die von mir begleiteten schwangeren Frauen erlebte ich häufig ein langes Schweigen oder »Egal, wie ich da durchkomme: Die Hauptsache ist mein gesundes Baby!« Natürlich geht es um das Wohlergehen deines Babys. Aber auch deine Wünsche, Erwartungen und Erfahrungen bei der Geburt sind wirklich wichtig! Wie wir gebären und geboren werden wirkt sich lebenslang auf eure körperliche und emotionale Gesundheit als neugeborene Mutter und als neugeborenes Baby aus. Dabei geht es nicht um einen bestimmten Geburtsort – zu Hause oder in einem Perinatal-Zentrum, im Kerzenschein oder unter der OP-Lampe. Es geht darum, dass du Entscheidungen informiert für dich und dein Baby treffen kannst. Jede Geburt ist ein kleines Abenteuer (und für mich immer noch das größte Wunder der Welt), das nicht zu 100 Prozent planbar ist. Aber mit dem Wissen um deine Möglichkeiten – auch in unvorhergesehenen Situationen – kannst du näher an deinen Wünschen bleiben – egal, wohin die Reise geht.

Als deine Buchhebamme möchte ich dich in diesem Buch mit meinem in über 40 Jahren gesammelten Praxiswissen aus über 4000 Geburts- und über 6000 Wochenbettbegleitungen dabei unterstützen, dich auf die bestmögliche Geburt für dich und dein Baby vorzubereiten. Es geht um deine Fähigkeit zu gebären und darum, Respekt und Möglichkeiten im Gebärraum zu erhalten. Du hast ein Recht auf die allerbeste Unterstützung bei der Geburt deines Babys.

Alles Gute für die ganze Familie
wünscht dir deine Silvia Höfer

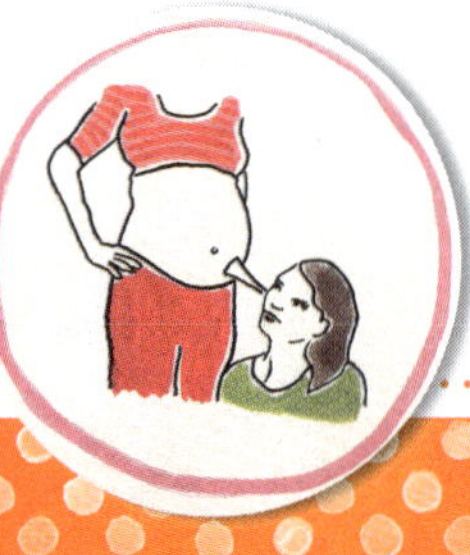

Den für dich persönlich richtigen Weg finden

Welche Vorstellungen hast du von einer Geburt?

Warst du schon einmal bei einer Geburt dabei? Wenn ja, wie hast du sie erlebt?
Wenn ich diese Frage stelle, höre ich häufig die Geschichten der Geburten von Kälbern, Hunden oder Katzen. Die allermeisten davon sind in der vertrauten Umgebung der Tiere sehr gut verlaufen. Es wurde nicht in den Gebärprozess eingegriffen, weil alle davon ausgingen, dass die Tiere mit ihrem Instinkt schon »wüssten«, wie eine Geburt ablaufen müsse. Vorbereitet dafür wurde für diesen Zeitraum eine ruhige Umgebung mit kuscheligen Körben oder warmen, dunklen Ställen. Die Tiere wurden nur – und auch wirklich nur dann – durch kundige Menschen wie Tierärztinnen unterstützt, wenn der Prozess anders als üblich ablief. Tja, so weit scheinen die Basics für Geburten von Säugern bekannt zu sein. Und wie steht es mit uns Menschenfrauen?
Für die meisten von uns finden Geburten fernab vom alltäglichen Leben statt, und so haben wir nicht aus erster Hand lernen können, was unterstützt und was hindert. Wahrscheinlich sind deine Bilder von Geburt durch mehr oder weniger reißerische Filme im Fernsehen oder Kino entstanden, oder auch durch die Bibel (Gebärumgebung wie oben im Stall beschrieben ...) und andere Literatur. Gute Übermittlerinnen für Visionen sind auch unsere Mütter und Freundinnen. Was wurde dir von deiner Geburt erzählt? Ist das, was du an Geschichten gehört hast oder auch welche Worte in deiner Erinnerung kursieren, positiv oder negativ?
Die Vorstellungsbilder schwanken heute zwischen gleißenden OP-Lampen und Kerzenschein, zwischen Tönen erzeugenden

Maschinen in der Klinik und Meeresrauschen beim Gebären mit Delfinen, zwischen wachsam beobachtenden Hebammen und Ärztinnen und einer Alleingeburt im Wald. Das sind wahrlich viele sehr verschiedene Bilder. Und welches hat nun mit dir zu tun – und was unterstützt die Jahrtausende alte Physiologie des Gebärens? Viele Fragen an dich und deine Vorstellungskraft!

Wenn du dich mit diesem Thema ein wenig beschäftigst, wirst du erkennen, dass alle erwähnten Bilder einen Hintergrund und eine mehr oder weniger starke Bedeutung für unsere momentane Gebärlandschaft haben. Und du hast das wundervolle **Privileg zu wählen.** Zu wählen, ob du **entbunden werden möchtest oder selbst gebären** willst. Der Unterschied zwischen diesen Optionen besteht darin, dass du beim Entbundenwerden darauf vertraust, dass dir die Menschen an deinem Gebärort sagen werden, wie es geht und dir dabei helfen werden. Und das werden sie auch tun, so gut es geht! Wenn dir die Vorstellung des Selbergebärens besser gefällt, nimmst du das Ruder in deine Hände, weil du durch deine Vorbereitung dann einfach eine gute Vorstellung vom Ablauf, dem ungefähren zeitlichen Rahmen und den körperlichen Prozessen hast. **Deine mentale Vorbereitung auf die Geburt kannst du in einem Plan skizzieren, in dem du deine Vorstellungen mit Wunschpunkten dekorierst.** Eine Kopiervorlage für diese Punkte findest du am Ende des Buches.

Ich möchte dich – egal, welche Option für dich die richtige ist – darin unterstützen, dass du den für dich persönlich richtigen Weg findest.

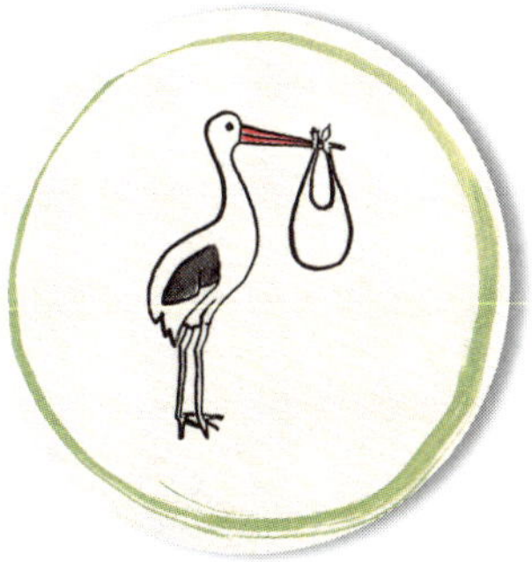

Was ist die beste/sicherste Art der Geburt für dein Baby und für dich?

Jede Geburt eines Babys ist ein einmaliges Ereignis und unterliegt als Teil der Fortpflanzung seit Jahrtausenden ganz natürlichen Gesetzen. Als ein äußerst komplexer, hoch entwickelter, sich selbst steuernder Lebensprozess braucht sie im Normalfall keine Behandlung. Dieser besondere Tag, auf den du dich vielleicht lange vorbereitet hast, ist aber **nicht bis ins letzte Detail planbar.** Und jede Gebärende wird die Geburt anders, auf ihre ganz persönliche Weise erleben. Die Aufgabe der professionellen Begleiterinnen ist es, dir an diesem Tag jede nur erdenkliche Unterstützung zu bieten. Dafür arbeiten alle nach klar etablierten Standards, die auch die medizinische Sicherheit für dich und dein Baby beinhalten, damit du dich ganz entspannt und geborgen der Gebärarbeit widmen kannst. **Ein Baby zur Welt zu bringen ist in diesem Teil der Welt eine sehr sichere Sache.** Und wenn du nicht zu der Gruppe der Frauen gehörst, bei der zu klinischer Betreuung geraten wird, gilt das Kriterium »sicher« genauso für die Klinik wie für außerklinische Orte.

Wichtig ist, dass du dich **unterstützt und verstanden fühlst,** dass du informierte **Entscheidungen treffen kannst** und genügend **professionelle Begleiterinnen** zur Verfügung stehen. Und selbst wenn du dich anfangs für eine Hausgeburt entschieden hast, kannst du bedingt durch veränderte Umstände (zum Beispiel ein Baby, das unbedingt mit dem Popo nach unten im Becken liegen will – Beckenendlage*) im Lauf der Schwangerschaft zu einer anderen Entscheidung bezüglich des Ortes kommen. Wirklich wichtig ist nur, dass du dich mit deiner Entscheidung wohlfühlst und darin von deinem Partner oder deiner Partnerin unterstützt wirst.

Wo soll das Baby zur Welt kommen?

Auszuwählen, wo dein Baby zur Welt kommen soll, ist ein wichtiger Teil der Vorbereitung auf das große Ereignis. Da der Ort einen Einfluss auf deine Gebärerfahrung haben wird, ist es erst einmal wichtig zu wissen, ob du wirklich eine Wahl haben kannst. Wenn medizinische Gründe für eine Klinikgeburt sprechen (siehe dazu das folgende Kapitel »Pro- und Kontra-Argumente für verschiedene Gebärorte«), dir in deiner Wohnumgebung keine Auswahl zur Verfügung steht oder für dich sowieso nichts anderes infrage kommt, ist alles so weit klar. Falls du noch unsicher sein solltest, in welche Richtung du tendierst, **beginne so früh wie möglich mit der Suche nach deinem Weg.**

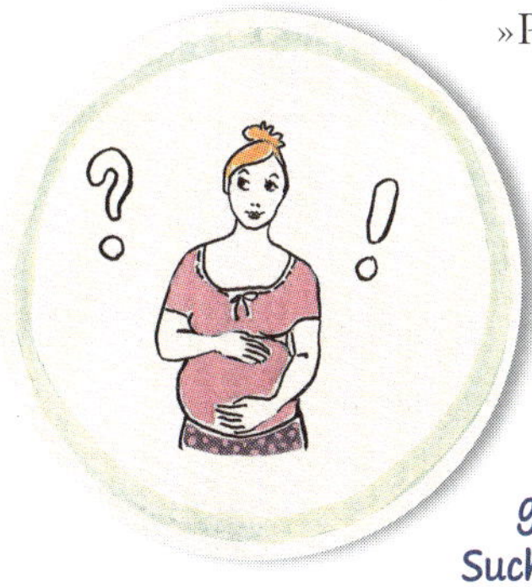

Welche Gebärorte gibt es in deiner Umgebung?

Zuerst gilt es herauszufinden, welche klinischen und außerklinischen Gebärorte in deiner Umgebung vorhanden sind. Wenn du über außerklinische Geburtshilfe nachdenkst, musst du erst einmal in Erfahrung bringen, ob es Hebammen mit dem Angebot der Hausgeburtshilfe oder auch Geburtshäuser in Wohnortnähe gibt.

Wenn du in Richtung Klinik tendierst, kann dir bei der Entscheidung für den richtigen Gebärort die Beantwortung folgender Fragen bei der **Informationsveranstaltung einer Klinik** helfen:

- Wie viele Geburten finden in einem Jahr statt, und wie viele davon erfolgen mit Dammschnitten*, Kaiserschnitten, vaginal operativen Hilfen und Verlegungen in eine Kinderklinik? Wie viele Hebammen und Ärztinnen arbeiten in einer Schicht? Ist immer – auch nachts – eine erfahrene Fachärztin im Haus?
- Ist bei der Gebärarbeit Bewegung möglich und kann ich die Möbel im Gebärraum etwas nach meinen Bedürfnissen umstellen, oder muss ich im Bett bleiben?
- Kann ich während der Wehenarbeit essen und trinken, wenn mir danach ist?
- Wird die Herzton-Wehen-Überwachung (CTG) während der ganzen Gebärarbeit kontinuierlich durchgeführt oder gibt es Zeiten, in denen ich herumlaufen kann?
- Gibt es eine Gebärbadewanne? Wie viele Babys werden tatsächlich im Wasser geboren?
- Darf ich meine Gebärposition selbst wählen?
- Wie viele Menschen darf ich zur Geburt mitbringen?
- Kann ich um etwas Intimität bitten, um eine Beschränkung auf die unbedingt notwendigen Helfer zu erreichen?
- Ist rund um die Uhr ein Anästhesist im Haus oder schnell erreichbar, der eine Leitungsanästhesie* (PDA/EDA) legen kann?
- Ab welchem Tag nach dem errechneten Termin wird die Geburt medikamentös eingeleitet?
- Kann mein Baby nach der Geburt die ganze Zeit bei mir bleiben oder muss es zu bestimmten Zeiten auf die Säuglingsstation?
- Wie viele Frauen stillen ausschließlich, wenn sie nach der Geburt diesen Ort verlassen? Gibt es Stillberaterinnen im Haus?
- Wird eine ambulante Geburt in diesem Haus nach normalem Geburtsverlauf und bei gesundem Baby unterstützt?

Wenn du mit den meisten Antworten zufrieden bist und dein Bauchgefühl stimmt, hast du deinen Platz gefunden. Hurra!

Pro- und Kontra-Argumente für verschiedene Gebärorte

Wenn du in Richtung außerklinische Geburt tendierst, ist das Wissen um Möglichkeiten und Grenzen hilfreich. Hier die mentalen Pro- und Kontra-Argumente für die verschiedenen Gebärorte.

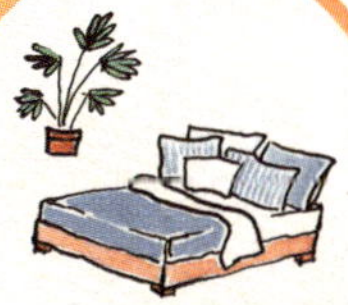

Hausgeburt

Für eine Geburt außerhalb der Klinik kannst du dich entscheiden, wenn die Schwangerschaft ohne größere Probleme verläuft und eine normale Geburt erwartet wird. Das gilt auch für Frauen über 40, Erstgebärende und Frauen, die zum Beispiel ein Baby mit einer chromosomalen Fehlbildung wie Trisomie 21 erwarten. 2016 wurden in Deutschland 4983 von 792 000 Babys zu Hause geboren.

Pro Hausgeburt

- Zu den Prinzipien gehört die persönliche 1:1-Betreuung. Du kennst deine Hebamme.
- Vertraute, familiäre Atmosphäre während der Geburt.
- Weniger medizinische Interventionen und weniger Gebrauch von Schmerzmitteln als in der Klinik.

Kontra Hausgeburt

- Bei schweren Komplikationen während der Geburt und beim Wunsch nach medikamentösen Schmerzmitteln ist eine Verlegung in eine Klinik notwendig.
- Neugeborene mit Problemen müssen sofort in eine Kinderklinik transportiert werden. In der Regel kann die Mutter sich dann mit aufnehmen lassen, hat aber dort oftmals keine so guten Erholungsbedingungen und keine medizinische Betreuung.

Geburtshaus und Hebammenpraxis

2016 wurden 7187 von 792 000 Babys in hebammengeleiteten Einrichtungen geboren. Für eine Geburt außerhalb der Klinik kannst du dich entscheiden, wenn die Schwangerschaft ohne größere Probleme verläuft und eine normale Geburt erwartet wird. Das gilt auch für Frauen über 40, Erstgebärende und Frauen, die zum Beispiel ein Baby mit einer chromosomalen Fehlbildung wie Trisomie 21 erwarten.

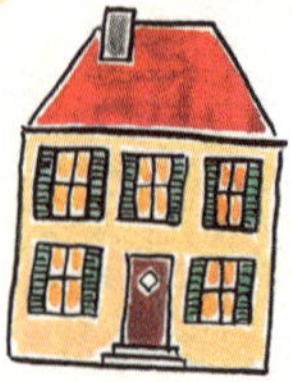

Pro Geburtshaus/ Hebammenpraxis

- Auch hier gehört die 1:1-Betreuung zum Prinzip. Da oft Teams zusammenarbeiten, weißt du nicht genau, welche Hebamme für dich da sein wird. In der Regel lernst du aber alle vorher kennen.
- Ebenfalls weniger medizinische Interventionen und weniger Gebrauch von Schmerzmitteln als in der Klinik.

Kontra Geburtshaus/ Hebammenpraxis

- Auch hier ist bei schweren unerwarteten Komplikationen während der Geburt und beim Wunsch nach medikamentösen Schmerzmitteln eine Verlegung in eine Klinik notwendig.
- Neugeborene mit Problemen müssen sofort in eine Kinderklinik transportiert werden.

Hebammengeleiteter Kreißsaal

Im Gegensatz zu Ländern wie Großbritannien, Dänemark, Schweden, Norwegen, Österreich und der Schweiz gibt es hierzulande nur wenige davon.

Pro Hebammengeleiteter Kreißsaal

- Hier kannst du von dem Vorteil einer individuell gestalteten Gebärsituation, selbst in einer Klinik, profitieren.
- Es wird deutlich seltener mit medizinischen Mitteln eingegriffen als in ärztlich geleiteten Abteilungen.

Kontra Hebammengeleiteter Kreißsaal

- Sollten Komplikationen auftreten, ist die Verlegung in den nahegelegenen ärztlich geleiteten Kreißsaal notwendig, der mit mehr medizinischen Unterstützungsmitteln ausgerüstet ist. So ist dort dann sofort eine Frauenärztin zur Stelle.

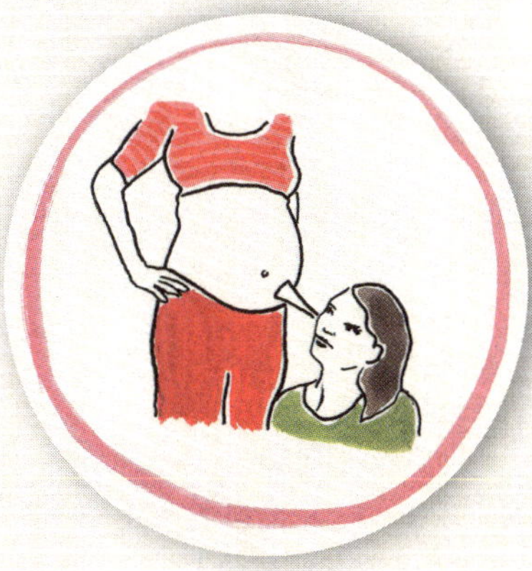

Geburtshilfliche Abteilung im Krankenhaus

Die Geburt in der Klinik muss sein, wenn bei dir oder dem Baby problematische Befunde auftreten (siehe dazu den folgenden Kasten, Seite 20).

Pro Geburtshilfliche Abteilung im Krankenhaus

- Einige Kliniken arbeiten mit Belegsystemen. Eine freiberufliche Hebamme, die deine Betreuung bereits in der Schwangerschaft übernommen hat, kann dich auch während der Geburt in der Klinik begleiten. Sie ist dann deine »Beleghebamme«.
- Eingriffe unter ärztlicher Leitung sind bei Komplikationen sofort möglich.
- Alle Medikamente und Anästhesiemöglichkeiten sind vorhanden.
- Eine gemeinsame Unterbringung von dir und deinem Baby in einem Raum (Rooming-in) ist mittlerweile selbstverständlich.
- Kleinere vorübergehende Probleme der Babys nach der Geburt wie Neugeborenengelbsucht oder Blutzuckerschwankungen können meist vor Ort behandelt werden.

Kontra Geburtshilfliche Abteilung im Krankenhaus

- Bei ernsthaften Erkrankungen oder anhaltenden Beschwerden muss das Baby in eine Kinderklinik verlegt werden.
- Du hast eine geringere Chance, eine Geburt ohne medizinische Eingriffe zu erleben als in außerklinischen Einrichtungen.
- Größere Wahrscheinlichkeit des Einsatzes von Opiaten und Anästhesien.
- Höhere Wahrscheinlichkeit einer Kaiserschnittgeburt.

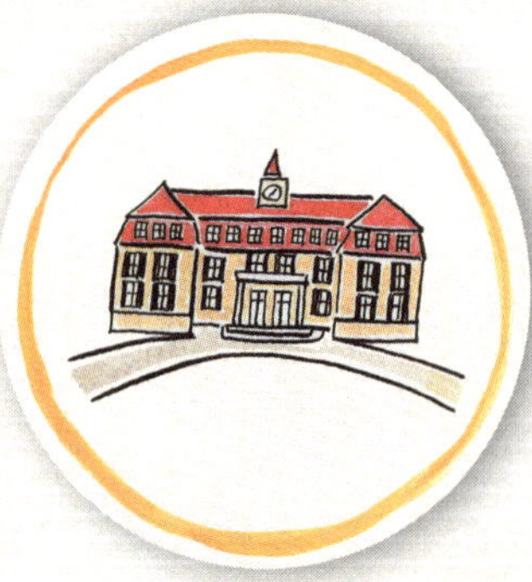

Geburtshilfliche Abteilung im Krankenhaus mit Kinderklinik

Die findest du in der Regel nur in großen Städten oder an Universitätskliniken. Wenn du in einer Kleinstadt oder auf dem Land wohnst, muss eine Einweisung bereits vor der Geburt erfolgen.

Pro Geburtshilfliche Abteilung im Krankenhaus mit Kinderklinik

- Du und dein Baby können in der Regel auch hier in einem Raum untergebracht werden.
- Eingriffe unter ärztlicher Leitung sind bei Komplikationen sofort möglich.
- Alle Medikamente und Anästhesiemöglichkeiten sind vorhanden.
- Alle Möglichkeiten sind vorhanden, um gegebenenfalls helfend einzugreifen, wenn dein Baby in der Kinderklinik versorgt oder behandelt werden muss.

Kontra Geburtshilfliche Abteilung im Krankenhaus mit Kinderklinik

- Geringere Chance, eine Geburt ohne medizinische Eingriffe zu erleben als in außerklinischen Einrichtungen.
- Größere Wahrscheinlichkeit des Einsatzes von Opiaten und Anästhesien.
- Höhere Wahrscheinlichkeit einer Kaiserschnittgeburt.

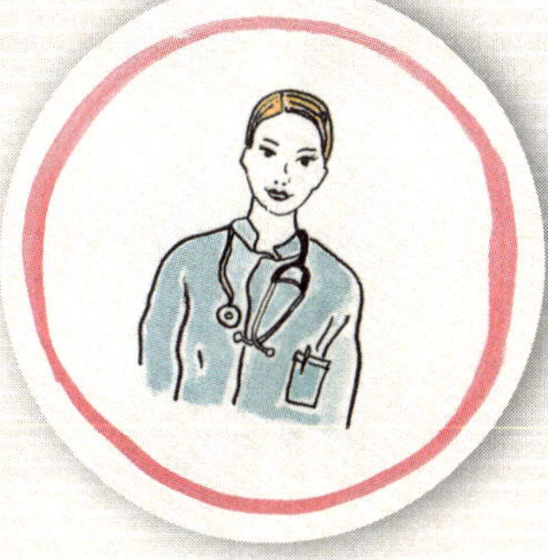

Bei folgenden aktuellen oder in deiner Vorgeschichte aufgetretenen Situationen in der Schwangerschaft brauchst du eine klinische Betreuung

- Nach mehreren Fehl- oder Totgeburten,
- bei mehr als einem Baby,
- wenn dein Baby gleich nach der Geburt ärztliche Betreuung braucht (zum Beispiel bei einem Herzfehler),
- bei Gebärmutterkomplikationen (zum Beispiel Myom-Operationen),
- bei einer vorzeitigen Plazentalösung in der Vorgeschichte,
- bei einem hohen Blutverlust nach einer vorhergehenden Geburt,
- bei Besonderheiten und Komplikationen in der Schwangerschaft,
- bei Erkrankungen wie Blutgerinnungsstörungen, behandlungsbedürftiger Diabetes Typ I und II und akuten Infektionen wie zum Beispiel HIV,
- bei einer Plazentainsuffizienz mit Mangelentwicklung des Babys,
- bei Suchterkrankungen,
- bei Bluthochdruck, Präeklampsie* oder HELLP*-Syndrom.

* Erklärungen zu den Wörtern mit *
findest du hinten im Glossar ab S. 154.

Bei folgenden Situationen kurz vor oder während der Geburt brauchst du eine klinische Betreuung

- Wenn dein Baby in Steiß- oder Querlage liegt,
- bei einem Blasensprung ohne Wehentätigkeit mit Farbwechsel des Fruchtwassers (grün oder rot),
- bei einem vorzeitigen Blasensprung ohne Geburtsbeginn über zwölf bis achtzehn Stunden und einer Geburt vor der 37. Schwangerschaftswoche,
- bei stärkeren Blutungen in der Eröffnungsphase,
- bei Verdacht oder Anzeichen auf Infektionen der Eihäute,
- bei einer Sauerstoffunterversorgung des Babys,
- bei einer vorzeitigen Plazentalösung.

Alleingeburt

Den Wunsch zur Alleingeburt, das heißt sein Kind ganz allein auf die Welt zu bringen, und die dahinterliegenden Beweggründe der Frauen kann ich durchaus verstehen. Die Angst, in einer so sensiblen und verletzlichen Situation anderen Menschen ausgeliefert zu sein, habe ich genauso oft als Begründung für diesen Wunsch gehört, wie die Traumatisierung bei vorhergegangenen Geburten. Während meiner Wochenbettbesuche bei frisch gebackenen Müttern habe ich leider viel zu oft hören müssen, dass diese durch professionelle Begleiterinnen traumatisiert wurden.

Aber meine Haltung dazu ist nach den Arbeitserfahrungen als Hebamme in Indien und im Südsudan klar. Ich habe dort Situationen erlebt, in denen sich die gebärenden Frauen nicht selbst helfen konnten und die Babys schon gar nicht. Ich möchte dir nun nicht die Studien der Organisationen der Vereinten

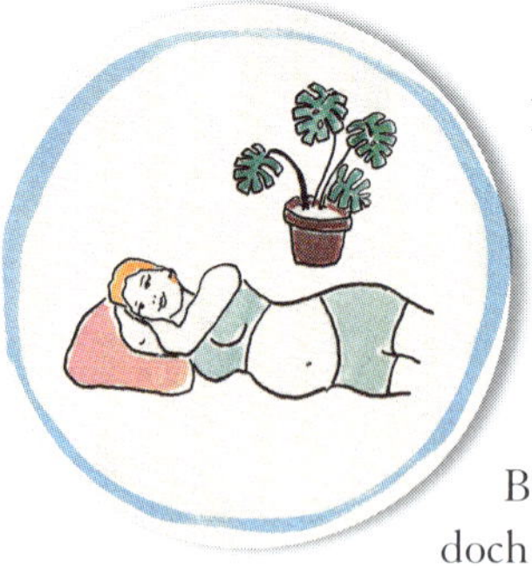

Nationen (UNICEF und WHO) unter die Nase halten, welche an vielen Orten der Welt darum kämpfen, professionelle Begleiterinnen für Geburten auszubilden, damit sich die gesundheitliche Situation für Mütter und ihre Babys verbessern kann. Aber ich will dir doch ein paar Anregungen mitgeben, falls du über eine Alleingeburt nachdenkst.

Wenn du ein Opfer von schlechten Erfahrungen in Gebärkliniken bist, ist es umso wichtiger, vor der Geburt an einem Plan für eine Wunschgeburt und dem Formulieren deiner persönlichen Grenzen zu arbeiten. **Ich möchte dir empfehlen anstatt einer Alleingeburt nach einer Vertrauensperson zu suchen,** wie zum Beispiel einer Beleg- oder Hausgeburtshebamme, die von deinen Ängsten und Sorgen erfährt und die die Geburt dann entsprechend sensibel begleitet. Du kannst viele Themen im Vorfeld besprechen und deine dir wichtigen Regeln selbst in der Klinik aufstellen (zum Beispiel mit deinen Wunschpunkten, siehe die Kopiervorlage am Ende des Buches). Wichtig ist nur, dies vorher im Gespräch vor Ort zu klären. Hilfreich dabei ist die Begleitung einer dich unterstützenden, vertrauten Person. Auch wenn du dort beim Vortragen deiner Vorstellungen vielleicht nicht nur Hurrarufe hören wirst, so gehört ein gewisses Maß an Auseinandersetzung einfach dazu, um für dich transparent zu machen, warum bestimmte Vorgehensweisen in der Klinik zur Routine gehören. Und nur so kannst du herausfinden, ob du den für dich richtigen Ort gefunden hast oder nicht. Du kannst äußern, dass du nicht, oder nur im Notfall vaginal untersucht werden möchtest, keinen Dammschnitt* wünschst und viele andere Dinge, die dann in deinen Unterlagen dokumentiert werden und um deren mögliche Einhaltung sich alle

professionellen Begleiterinnen nach einem vorbereitenden Gespräch bemühen werden.
Während in Österreich die Pflicht besteht, bei der Geburt eine Hebamme hinzuzuziehen, ist es in Deutschland grundsätzlich erlaubt, ohne Inanspruchnahme professioneller Hilfe zu gebären. Wenn das Baby während der Geburt allerdings Schaden erleidet, den eine Hebamme hätte verhindern können, macht sich die Mutter unter Umständen der fahrlässigen Körperverletzung oder gar fahrlässigen Tötung schuldig.

Geburtsplan – Erwarte auch das Unerwartete!

Wenn du einen Plan für die Geburt schreibst, zeigt das allen professionellen Begleiterinnen, dass du dich mit deinen Wünschen und auch mit den verschiedenen Optionen an den Gebärorten auseinandergesetzt hast. Und natürlich ist nicht alles planbar; das haben wir ja im Leben schon oft genug erfahren. **Aber: Wenn du nicht kommunizierst, was deine Wünsche und Vorstellungen sind, bekommst du sie auch nicht erfüllt.** Mir hat es immer geholfen zu erfahren, was sich die werdenden Eltern für diesen wichtigen Tag in ihrem Leben wünschen. Das bedeutet zwar nicht, dass der Plan immer 1:1 umgesetzt werden kann, da Flexibilität während der Geburt notwendig ist, aber es bedeutet, dass sich die Wahrscheinlichkeit enorm erhöht, dass deine Begleiterinnen dich in der überaus kompetenten Rolle wahrnehmen, die dir zusteht, und du daher das bekommst, was zu dieser Rolle passt. Ansonsten bekommst du vielleicht eher das, was die Profis für dich als gut empfinden. Und das ist nicht immer zwingend dasselbe.

Also, auch wenn es unendlich viele Variationen von Geburtsverläufen gibt und es gut ist, dass du dir mehrere Szenarien vorstellst: **Du hast die Wahl und auch das Recht, Entscheidungen zu treffen.** Mit diesem Wissen und zusätzlichen Begleiterinnen, die dir zuhören und dich mit Respekt begleiten, wirst du sehen, dass du im Nachhinein ein besseres und stärkeres Gefühl in Bezug auf die Geburt deines Babys haben wirst. Und selbst die dann erlebte Geburtsvariante – ob mit medizinischer Unterstützung oder ohne – wird dann gar nicht mehr so im Vordergrund stehen.

Themen für deinen Geburtsplan (Vorschläge)

- Gebärort
- Begleiter/innen für die Geburt – und welche Personen (eventuell Studenten) nicht dazukommen sollen.
- Vorstellungen und Wünsche
- Gebärumgebung
- Was könnte dir guttun?
- Was möchtest du vermeiden?
- Deine Vorgeschichte, Erfahrungen und Gefühle zu Geburt/en.
- Umgang mit Schmerzerleichterung
- Umgang mit medizinischen Eingriffen
- Gebärpositionen
- Wer soll das Baby in Empfang nehmen?
- Wer soll abnabeln?
- Wie soll die Geburt der Plazenta stattfinden und danach damit umgegangen werden?
- Was ist dir wichtig für die ersten Momente mit dem Baby?
- Stillen oder Pre-Nahrung?
- Wo möchtest du deine ersten Tage nach der Geburt verbringen?

Beim Durchdenken dieser Themenpunkte fallen dir vielleicht noch weitere Wünsche für deinen Geburtsplan ein. Lass dich nicht bremsen! Mit einer Übersicht (siehe Kopiervorlage am Ende des Buches) kannst du dir deine Wunschgeburt – auch optisch leicht verständlich – zusammenstellen. Und alles, was nicht durch Punkte dargestellt ist, schreibst du auf. So wird die Kommunikation zwischen dir und deiner Begleitung und allen professionellen Unterstützerinnen leichter gelingen.

Wer soll mitkommen?

Die Entscheidung, wer dich bei der Geburt begleiten soll, ist ein wichtiger Punkt in deinem Geburtsplan. Die erste Aufgabe dieser Menschen wird es sein, dir die Unterstützung zu geben, die dir hilft, dich zu entspannen und dich sicher und umsorgt zu fühlen. Und die zweite wichtige Aufgabe wird darin bestehen, dass diese Person als Anwalt bzw. Anwältin deiner Wünsche mit den professionellen Begleiterinnen kommuniziert. Dazu ist es notwendig, dass ihr den Geburtsplan gemeinsam diskutiert und dokumentiert habt. Und das einfach aus dem Grund, dass auch dein/e Begleiter/in wissen muss, dass du kein opiathaltiges Medikament wünschst, weil du beim Gebären eher aktiv sein möchtest oder in die Gebärwanne zu gehen planst. Oder auch, dass er/sie weiß, dass er/sie um etwas Geduld für die Beantwortung einer Frage von Hebamme oder Ärztin bitten muss, wenn du gerade mitten in einer Wehe steckst, die deine ganze Kraft

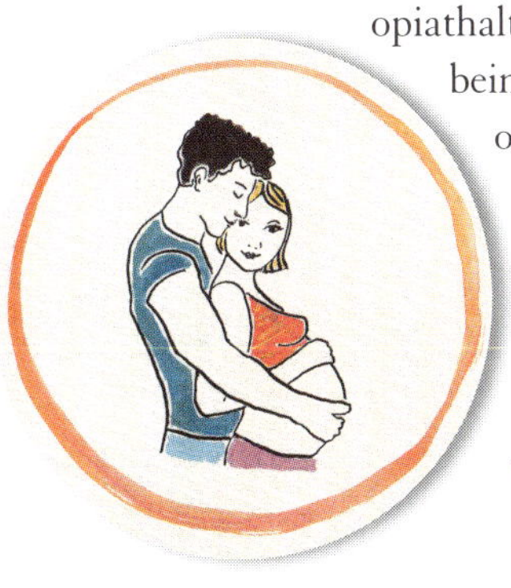

und Konzentration in Anspruch nimmt. Dieser Plan gibt euch also die gute Möglichkeit, alle wählbaren Optionen zusammen zu erforschen und auch zu verstehen.

Denke bei der Auswahl deiner Begleiter/in genau über ihre Aufgabenstellung nach. Und auch, wenn deine Freundin die allertollste Frau auf der Welt ist, könnte sie, wenn sie selbst noch keine Geburt erlebt hat, vielleicht so in Panik geraten, dass sie keine große Hilfe für dich ist. Das gilt auch für deinen Liebsten, wenn du merkst, dass er kein Interesse an der Vorbereitung hat, oder er eine komplett andere Haltung zur Geburt einnimmt.

Also, umgebe dich genau mit den Personen, die die beiden genannten Aufgaben bei der Gebärbegleitung gut meistern können. Denn es ist wichtig, dass du bei der Gebärarbeit ganz bei dir bleiben darfst und dir über die Befindlichkeiten deiner Begleitung keine Sorgen machen musst!

An alles gedacht?

Hast du schon eine »**Probefahrt**« **zu deinem Gebärort** gemacht? Wenn du nicht zu Hause gebären willst, ist eine realistische Einschätzung der Fahrzeit durchaus ein wichtiger Punkt. (Hier schreibt eine Berlinerin, die ihre Hausbesuche »bereichert« durch tägliche Umleitungen, Sperrungen und Staus bewältigen darf!) Vor allem deine Begleiter werden darüber glücklich sein, denn wenn du auf der Rückbank in der Vierfüßlerposition deine Wehen beatmest, bist du bestimmt keine große Hilfe bei der Suche nach dem kürzesten Weg. Außerdem bekommt ihr bei eurer »Probefahrt« eine Einschätzung zur Parkplatzsituation am Gebärort. Falls

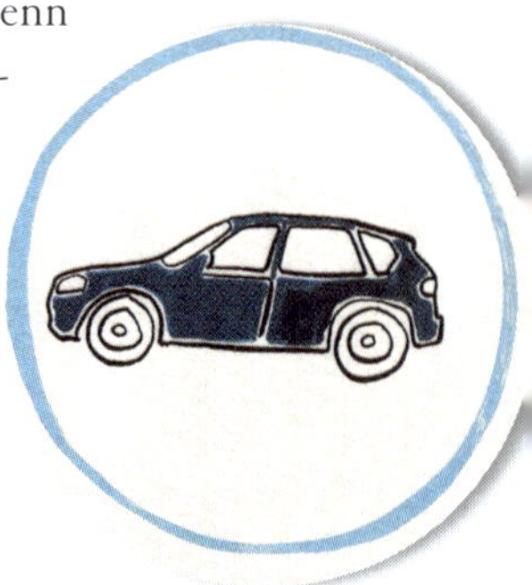

alles zu kompliziert erscheint, nehmt ein Taxi. Das ist in vielen Fällen auch nicht wesentlich teurer als die Parkkosten. Denke dann nur an die Mitnahme eines großen Handtuchs und eventuell auch einer Mülltüte. Die kannst du unter den Po legen, wenn die Fruchtblase auf der Fahrt platzt. Das lässt jeden Taxifahrer beruhigter die Storchenfahrt meistern.

Was du noch alles vorbereiten kannst

- Steht die Tasche für Klinik/Geburtshaus bereit?
- Ist eine Snacktasche für dich und deine Begleiter fertig?
- Mutterpass, Geburtsplan, Versichertenkarte, Allergieausweis und eventuell Unterlagen für die standesamtliche Anmeldung des Babys (ist in vielen Kliniken möglich) mitnehmen.
- Ist die Babyschale dabei? Das ist dann wichtig, wenn du gleich nach der Geburt mit einem Auto wieder nach Hause fahren möchtest.
- Sind deine Wunschmusik, dein Handy mit Ladekabel (Geburten dauern eine Weile ...), die Telefonliste der ersten glücklichen Empfänger der frohen Botschaft eingepackt?
- Sind Kinder-, Hunde- und Katzensitternummern an deiner Pinnwand leicht zu finden?
- Ist der Herd ausgedreht ...?

Oxytocin*, dein großer Helfer!

Nach der von dir ausgesuchten Begleitung und den letzten Vorbereitungen für den Gebärort (oder das Zimmer zu Hause bei einer Hausgeburt), kannst du noch einen sehr wichtigen Helfer mit ins Boot holen. Das ist das auch als Liebeshormon bekannte Oxytocin. Es wird im Hypothalamus im Gehirn gebildet, im Hypophysenhinterlappen zwischengespeichert und von dort bei Bedarf ins Blut ausgeschüttet. Übersetzt bedeutet Oxytocin »schnelle Geburt« (altgr.: *ōkys,* dt.: *schnell* und *tokos,* Geburt). Das macht sehr deutlich, welche Rolle dieses Hormon beim Gebären spielt: **Es ist die treibende Kraft.** Du hast es schon kennengelernt, weil dein Körper es in vielen Lebenssituationen produziert, zum Beispiel beim Verlieben, beim Sex, bei der Geburt, beim Stillen und beim Anhimmeln deines Babys.

In der Schwangerschaft fördert Oxytocin die Aufmerksamkeit und Liebe zum Kind und den Nestbautrieb. Im letzten Schwangerschaftsdrittel steigt der Hormonspiegel im Körper deutlich an, und selbst dein ungeborenes Baby produziert gegen Ende der Schwangerschaft dieses helfende Hormon.

Du kannst die Ausschüttung von Oxytocin bei deiner Geburt begünstigen, wenn du dich in einer sicheren, ruhigen, eher abgedunkelten, warmen, privaten und liebevollen Umgebung aufhältst. Genauso aber lässt sich die Ausschüttung durch eine Umgebung blockieren, die du als fremd, Angst machend, kalt, sehr hell und unvertraut empfindest. Oxytocin reagiert empfindlich auf Reize. Es ist ein »scheues« Hormon, das bei Angst und Sorgen mit einer deutlichen Hemmung der Ausschüttung reagiert. Sehr viele Frauen haben schon diese Erfahrung machen müssen, wenn sie nach einigen Stunden regelmäßiger und ansteigender Wehentätigkeit in die Klinik gefahren sind und, dort angekommen, die Wehen sofort nachließen. Es dauert

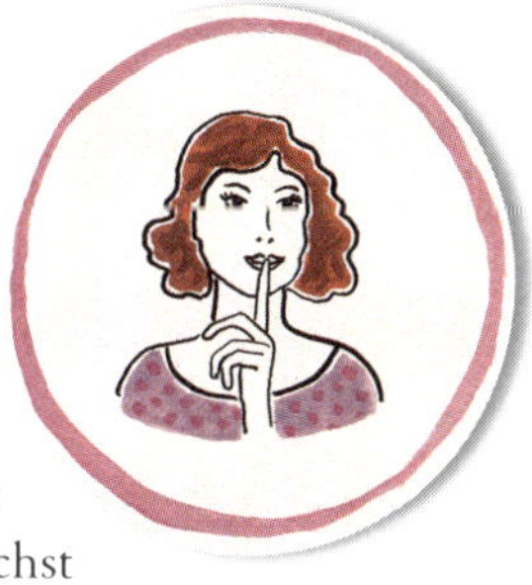

dann eine »Eingewöhnungszeit« von in der Regel ein bis zwei Stunden, bis alles wieder gut hormonell eingepegelt ist und das Gebären weiter seinen Lauf nimmt.

Da ein Baby zu bekommen ein Millionen Jahre alter physiologischer Vorgang ist, brauchst du eine Hormonmischung aus dem Teil des Gehirns, der als Reptiliengehirn (Stammhirn) hauptsächlich für die Art- und Selbsterhaltung zuständig ist. Ganz außen, sozusagen als Denkkappe, befindet sich das Großhirn, der Neocortex. Das Großhirn ist unter anderem verantwortlich für das Denken, Planen, Entscheiden, zielgerichtete Handeln, aber auch das Unterdrücken von Instinkten und negativen Impulsen. Wenn der Neocortex stimuliert ist, wird eine **Geburt länger, schwieriger und schmerzhafter.**

Das ist dann der Fall, wenn ...

- ... dich grelles Licht umgibt,
- ... Fragen an dich gerichtet werden, über die du nachdenken und auf die du logisch und rational antworten müsstest,
- ... fremde Menschen bei dir sind, die dich beobachten, dir zu nahe kommen und deine Intimsphäre stören,
- ... du den Ort wechselst und dich in einer anfangs unvertrauten Umgebung aufhältst.

Wirklich hilfreich für eine weniger schmerzhafte und leichtere Geburt ist es, wenn der Neocortex während der Wehen ausgeschaltet werden kann und du ungestört und fokussiert bei deiner Gebärarbeit bleiben darfst. **Innere und äußere Sicherheit sind notwendig**, damit Oxytocin frei und ungehemmt wirken kann. Also, als wichtiger Tipp deiner Buchhebamme: Beziehe auch deinen Helfer Oxytocin bei deiner Planung mit ein!

Die ersten Anzeichen – und wie lange noch, bis es wirklich losgeht?

Nein, dein Baby wird nicht aus dir herausfallen!! Vielleicht wirst du gegen Ende der Schwangerschaft überhaupt keine Veränderungen wahrnehmen. Einige Frauen berichten von einer **inneren Unruhe** oder von einer ungewohnten Überempfindlichkeit. Auch Übelkeit und **leichter Durchfall** können darauf hindeuten, dass das große Ereignis naht. Dein Körper hat schon einige Zeit vor der Geburt Veränderungen erlebt, die ihm helfen, sich vorzubereiten. Das Köpfchen oder der Po deines Babys schieben sich (gerade bei einem ersten Baby) zwei bis vier Wochen vor der Geburt tiefer ins Becken, und dabei kannst du kurze, **30 bis 40 Sekunden lange Kontraktionen* (Braxton-Hicks-Kontraktionen)** spüren. Eine wunderbare Begleiterscheinung ist es, dass dein eventuell vorhandenes Sodbrennen sofort aufhört und du nun auch wieder mehr Platz für größere Mahlzeiten hast.
Ein weiteres Zeichen kann sein, dass die **Gelenke und Bänder im Beckenraum weicher** werden und sich der Beckenboden* entspannt. Du wirst glücklich sein zu wissen, wo die nächste Toilette ist, weil Harnblase und Enddarm noch weniger Platz im Bauchraum haben als in den Wochen davor. In diesen weiter gewordenen Raum kann sich dein Baby hineinschieben und damit eine ideale Startposition für die Geburt finden. Das Köpfchen oder der Po deines Babys können dabei einen etwas unangenehmen Druck nach unten auslösen, was beim Laufen und Spazierengehen stören kann. Gib trotzdem deine tägliche Bewegungseinheit nicht auf. Sie hilft dir, die weiteren typischen Begleiter in dieser letzten Phase – wie **Rückenschmerzen und Schlafstörungen** – zu lindern.

Oft verändern sich zum Ende der Schwangerschaft auch Lage und Festigkeit deines Gebärmutterhalses* (Zervix). Während dieser in den vorhergehenden Schwangerschaftswochen ein etwa drei bis vier Zentimeter langer Zapfen aus festem Gewebe war, der sich nach hinten in Richtung Kreuzbein neigte, wird das Gewebe nun lockerer und **der Gebärmutterhals* verkürzt sich.** Deine Gebärmutter richtet sich auf, und der Gebärmutterhals schiebt sich nach vorn in Richtung Schambein. Durch das Verkürzen des Gebärmutterhalses können sich der äußere und später der innere **Muttermund* öffnen.** Wenn das passiert ist, kann es sein, dass du einen Schleimpfropf in deiner Unterhose findest. Er sieht aus wie ein mehr oder weniger flüssiger Pfropf aus Hühnereiweiß, der mit etwas Blut vermischt sein kann. Je nachdem wie alt die leichte Blutung ist, sieht der Schleimpfropf gelblich-rosafarben (frisches Blut) oder gelblich-bräunlich (älteres Blut) aus.

All diese Anzeichen zeigen dir, dass dein Körper den Weg für dein Baby ganz wunderbar vorbereitet. Ob er nun mit all diesen »Vorarbeiten« nach und nach und vor der eigentlichen Wehenarbeit beginnt oder damit bis zum Geburtsbeginn wartet, ist die große Überraschung.

Übung oder echte Wehen?

Für manche Frauen ist das die 1000-Dollar-Frage. Nun, dies lässt sich anhand einiger Beobachtungen ganz gut unterscheiden. Übungswehen kommen unregelmäßig – zuerst alle drei Minuten, danach alle fünf bis zehn Minuten –, und du wirst deine aktuellen Tätigkeiten dafür nicht unterbrechen müssen. Du kannst dich weiter unterhalten, und deine Atmung muss sich dabei nicht verändern. Übungswehen nehmen an Intensität nicht zu und lassen häufig auch bei einem Aktivitäts- oder Positionswechsel nach. Außerdem werden sie nicht von Schleimabgang oder von einer leichten Zeichnungsblutung begleitet. Übungswehen bewirken keine Verkürzung des Gebärmutterhalses oder eine Öffnung des Muttermunds*. Auch wenn du diese Arbeit deines Körpers vielleicht als »uneffektiv« empfinden wirst, hilft sie deinem Baby in die richtige Startposition für die Geburt zu kommen. Das ist doch klasse!

Echte Geburtswehen kommen nach einem regelmäßigen Muster, zum Beispiel alle sechs Minuten. Du brauchst dafür nicht nur deine ganze Konzentration, sondern auch eine **andere Atmung**. Diese Wehen lassen nicht in ihrer Intensität nach, egal ob du läufst oder dich ausruhst. Im Gegenteil, sie nehmen in ihrer Stärke im Lauf der Zeit immer weiter zu. Geburtswehen können von Schleimabgang und leichter Blutung begleitet werden (muss nicht unbedingt sein; die anderen Punkte allein deuten schon in Richtung Geburtswehen).

Wenn du unsicher bist, kannst du dir Klarheit verschaffen, indem du für 15 bis 20 Minuten bei 38 bis 39 Grad badest und beobachtest, ob die Wehen zunehmen oder ganz nachlassen. Falls ein genügend hoher Wehenhormon-Spiegel in deinem Blut ist, wird dein Kreislauf im warmen Wasser angeregt, die Wehen nehmen zu und du weißt, dass es bald losgeht. Wenn deine Kontraktionen im warmen Wasser aber nachlassen sollten, ist noch kein ausreichend hoher Hormonspiegel erreicht.

Du wirst mit deiner Hebamme oder Ärztin wahrscheinlich darüber gesprochen haben, was zu tun ist, wenn du glaubst, dass es losgeht. **Frage im Zweifel ruhig nach! Rufe deine Hebamme oder in der Klinik an,** selbst wenn du sehr unsicher bist, ob es echte Wehen sind.

Die Phasen des Gebärens und warum Zeit dann keine Rolle mehr spielt

Als ich meinen Hebammenberuf lernte, war der Ablauf einer Geburt in vier Phasen aufgeteilt. Heute sind es (international angepasst) noch **drei Phasen,** in die je nach Gebärfortschritt an den meisten Orten eine Geburt eingeteilt wird. Daher gehe auch ich in diesem Buch von dieser Unterteilung aus, obwohl dir das nicht deutlich machen kann, wie sich Wehen anfühlen oder wie du dich fühlen wirst. In meinen Berufsjahren habe ich sehr viel mehr Phasen und »typische« Gefühlswelten von Frauen beim Gebären ihrer Babys kennengelernt. Aber dazu später!

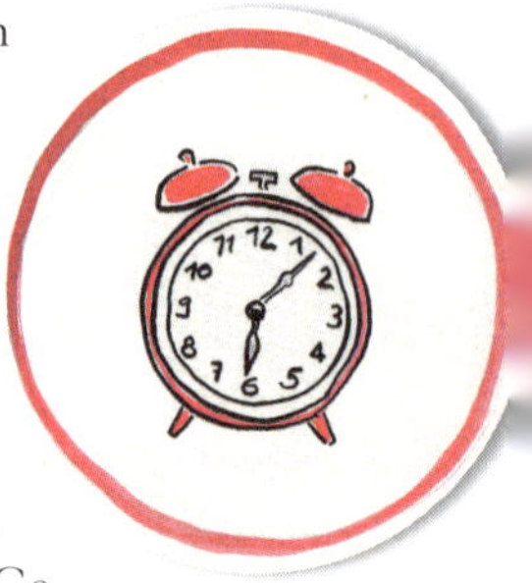

Der Anfang des großen Ereignisses wird als **Latenzphase** bezeichnet, und diese »Vorarbeit« wird noch nicht zu der Drei-Phasen-Einteilung gezählt. In dieser meist längsten »Vorarbeitszeit« des Gebärens (12 bis 48 Stunden) beginnen die Kontraktionen* deiner Gebärmutter, der Gebärmutterhals verkürzt sich und der Muttermund öffnet sich.

Wenn du so weit gekommen bist, dass deine Muttermundöffnung circa fünf Zentimeter ist, beginnt die **aktive, erste Phase des Gebärens**. Ist dein Muttermund dann so weit geöffnet, dass der vorangehende Teil deines Babys hindurchpasst (je nach Größe des Babys neun bis dreizehn Zentimeter), wird dies als die **zweite Phase des Gebärens** bezeichnet. In ihr schiebst du das Baby in die Welt, das dann geboren wird. Und in der **dritten Phase** wird die Plazenta geboren. Diese eher abstrakten Kategorien für Fachleute werden für dich keine wirkliche Rolle beim Erleben des Gebärens spielen, da jede Geburt so einzigartig ist, wie du es bist, aber du wirst die Begriffe eben immer wieder hören. Du selbst wirst die Übergänge von einer Phase in die nächste nicht unbedingt wahrnehmen. Deutlich spürbar

wird es aber für dich sein, wenn der Pressdrang am Ende der ersten Phase beginnt. Und später dann, wenn du noch einmal mitschieben sollst, um die Plazenta zur Welt zu bringen.
Die Dauer der Geburt wirst du nicht wie sonst in deiner normalen Zeitwahrnehmung erleben. Vor der Geburt höre ich häufig von werdenden Müttern, dass sie alles »je schneller, desto besser« hinter sich bringen möchten, und hinterher sagen sie mir oft, dass sie im Nachhinein glücklich waren, dass ihnen »alle Zeit der Welt« gegeben wurde, um ihr Baby zur Welt zu bringen. Wehen brauchen Zeit, also gib sie ihnen. Schaue nicht auf die Uhr und bleibe geduldig und zuversichtlich. Dein Körper weiß, was zu tun sein wird.

Die Gefühle der Warte- und Vorbereitungszeit

In den letzten Tagen, bevor es wirklich losgeht, beschreiben mir die Frauen recht verschiedene Gefühlszustände. Einige sind genervt, weil alle Lieben und auch nicht so Lieben nachfragen, ob denn »schon etwas zu spüren« sei. Andere Frauen fühlen sich schwer und unbeweglich und beschreiben ihren Zustand als Unwohlsein im Körper und in der Seele. Wieder andere Frauen sind besonders energievoll und stellen ihre Wohnung noch einmal komplett um. Wie du dich auch fühlen magst – es passiert Einiges in dir, was diese Empfindungen ausgelöst haben kann. Deine Hormone tanzen sich ein, dein Baby begibt sich in seine Startposition und das Gewebe deines Gebärmutterhalses wird dünner. Vielleicht spürst du, dass es gut für dich ist, **mehr zu schlafen und auch etwas aus der Alltagsroutine auszusteigen.** Das solltest du dir auf jeden Fall gönnen!

Nach diesem Befindlichkeitszustand kommt häufig eine Phase, in der mir Frauen beschreiben, dass sie ihre Braxton-Hicks-Kontraktionen* deutlicher und häufiger wahrnehmen. Der Bauch fühlt sich dann »enger« an, und deine Aufmerksamkeit richtet sich mehr in Richtung Baby. Die erhöhte Oxytocinausschüttung in dieser Phase kann dich positiv stimmen und auch etwas verschmuster sein lassen. Bei vielen Frauen steigen Nervosität und Aufregung, weil ja nun wirklich etwas spürbar wird, wenn der Bauch öfter hart wird. **Es zeigt dir, dass dein Körper Bescheid weiß. Er weiß, was zu tun ist.** Wie wundervoll, dass du dich auf ihn schon einmal verlassen kannst!
Wenn die Kontraktionen sich in ihrer Dauer verlängern, und du dich aufgeregt und fokussiert fühlst, Rückenschmerzen im unteren Rücken und periodenartige Schmerzen auftreten, kann dieser Zustand gerne einmal ein bis zwei Stunden andauern und dann wieder stoppen. Das ist häufig so und eine wunderbare Vorarbeit, auch wenn du leicht genervt sein solltest, dass du immer noch darauf warten musst, bis es endlich losgeht. Nun dauert es bestimmt nicht mehr lange!

Die erste, frühe Vorarbeit (Latenzphase)

Und dann geht es endlich los: Dein Baby macht sich auf den Weg! Als Erstes erlebst du die sogenannte Latenzphase. **Diese für dich wahrscheinlich längste Phase des Gebärens entwickelt sich oft in Etappen,** sie wird gern mit einer Tour in die Berge oder auch mit einem Marathon verglichen. Mit diesem Bild im Kopf wirst du, als Wanderin oder Läuferin, die gesund und ausdauernd ist und sich seit Monaten gut vorbereitet hat, nun eine gewisse Zeit brauchen, um dich auf deinen persönlichen

Laufrhythmus einzustellen. Du startest natürlich nicht mit ganzer Kraft, sondern langsam, weil du weißt, dass du noch eine längere Strecke vor dir hast. Manchmal wirst du kleine Pausen brauchen und dich ein wenig ausruhen wollen. Und so geht es auch deinem Körper.

In dieser Phase fühlt sich der Gebärfortschritt noch unsicher an. Die Kontraktionen lassen vielleicht über einige Stunden noch einmal nach, und du hast Zeit, dich zu erholen und deine Kräfte zu sammeln. Das ist bei vielen Gebärabenteuern so. Also hab Vertrauen in den Prozess – vielleicht muss das Zusammenspiel aller helfenden Faktoren in deinem Körper noch abgestimmt werden. Und selbst wenn unplanbare Ereignisse wie Regen oder holprige Pfade deinen Wanderweg oder deine Marathonstrecke erschweren, hast du ja ein wunderbares Ziel vor Augen! Du kannst darauf bauen, dass es immer Menschen an deiner Seite geben wird, die dich nicht allein lassen – auch wenn dir niemand den Weg zum Ziel abnehmen kann.

In dieser Phase ist deine Geduld ein wichtiger Faktor. Die Wehen brauchen ihre Zeit, wenn dein Körper diesen natürlichen Prozess durchläuft. Bleibe so lange wie möglich zu Hause, wenn du eine Geburt in der Klinik geplant hast, und beschäftige dich mit »normalen« Dingen wie Essen und Trinken, Lesen und Aufräumen. Auch Bewegung, wie Spazierengehen oder Kreisen auf einem großen Gymnastikball, kann angenehm sein. **Höre auf deinen Körper.** Wenn er dir sagt, dass Ausruhen das Richtige ist – sammle deine Kraft für später.

Melde dich bei deiner Begleitung für die Geburt. Auch wenn du noch zu Hause bleibst, können diese Personen schon den Alltag übernehmen, damit du dich auf das Gebären konzentrieren kannst. In dieser Phase nicht mehr allein zu sein und von liebenden, unterstützenden Menschen umgeben zu sein, kann sehr guttun.

Was passiert dabei mit dir und mit deinem Baby?

Zunächst muss sich dein Gebärmutterhals verkürzen und weich werden. Ein Gewebe, so fest wie dein Nasenrücken, wird bei dieser Gebärarbeit so dehnbar wie deine Lippen. Das braucht natürlich seine Zeit. Bei jeder Kontraktion wird sich der Gebärmuttermuskel nach oben zusammenziehen, und der Muttermund wird sich wie bei einem Rollkragenpullover langsam, ganz langsam über den vorangehenden Teil deines Babys schieben. Du spürst dabei einen **wachsenden Druck im oberen Teil deiner Gebärmutter,** genauso wie Rückenschmerzen oder periodenartige Schmerzen. Wenn alle unterstützenden Faktoren in deinem Körper gut zusammenspielen, beginnen **rhythmische Kontraktionen.**

Falls du zu den Frauen gehörst, die ihre Kontraktionen vor allem als **Schmerz im unteren Rücken** fühlen, und für dich dadurch der Eindruck entsteht, dass die Wehen überhaupt nicht mehr nachlassen wollen, kannst du Folgendes versuchen:

- Bade in einer warmen Badewanne (38 bis 39 °C) oder lege dir eine in ein Tuch gewickelte warme Wärmflasche auf den schmerzenden Bereich.
- Lasse einen warmen Wasserstrahl über den Rücken laufen, während du auf einem Gymnastikball in der Dusche sitzt.
- Bewege auf allen Vieren Becken und Rückgrat auf und ab. Übe die Yogaübung »Katzenbuckel« und »Hängematte« (siehe den folgenden Kasten).
- Knie dich vor einen mit vielen Kissen gepolsterten Stuhl. Dehne Arme und Schultern nach oben und lege sie auf dem Kissen ab! Das »zieht« dich ein wenig in die Länge.

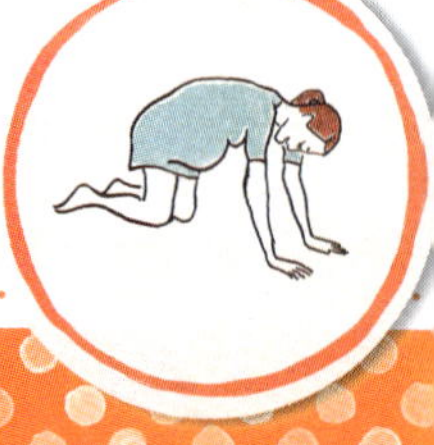

- Krabbeln auf allen Vieren kann dir helfen.
- Bitte deine Begleiter, mit den Handballen in großen kreisförmigen Bewegungen gegen dein Kreuzbein zu drücken.

Katzenbuckel und Hängematte

Dies ist die beste Übung bei Rückenschmerzen oder periodenartigen Schmerzen, weil sie Becken- und Rückenmuskulatur gleichzeitig entspannt. Außerdem wird dein Baby dabei angenehm im Bauch hin und her geschaukelt.

Gehe auf einer Yoga- oder Gymnastikmatte in den Vierfüßlerstand und verteile dein Gewicht gleichmäßig auf allen Vieren. Die Hände sind unter den Schultern, die Finger zeigen nach vorne und die Ellbogen sind leicht gebeugt, damit die Handgelenke nicht zu stark belastet werden. Die Knie bilden eine gerade Linie unter den Hüftgelenken.

Beim Einatmen runde deinen Rücken zu einem hohen Katzenbuckel, indem du die Wirbelsäule langsam nach oben drückst – langsam Wirbel für Wirbel vom Steißbein bis zu den Halswirbeln. Dabei geht dein Kopf nach unten und dehnt die Halswirbelsäule. Bewege dann beim Ausatmen die Wirbelsäule in einer langsamen Bewegung in die Gegenrichtung, bis eine tiefe Hängematte entsteht. Dabei bewegst du deinen Kopf wieder nach oben und schaust nach vorn gerichtet.

Wiederhole Katzenbuckel und Hängematte in langsamen, fließenden Bewegungen für zwei bis drei Minuten in den Pausen zwischen deinen Kontraktionen und schicke den Atem zu deinem Baby. Am Ende bewegst du deine beiden Unterschenkel jeweils nach außen in Richtung Mattenkante, dass du deinen Po und unteren Rücken in Richtung deiner Fersen schieben und deine Arme weit nach vorne ausstrecken kannst.

Moritz oder die Geschichte eines alltäglichen Wunders (Teil 1)

Der Anruf kam morgens um 6:30 Uhr am 12. Oktober, elf Tage vor dem errechneten Termin. Simone, meine Tochter, erzählte mir von noch unregelmäßigen Wehen alle 20 bis 30 Minuten. Sie waren für sie aber schon so stark spürbar, dass sie seit 2 Uhr in der Nacht nicht mehr hatte schlafen können. Ich war mächtig aufgeregt. Wie würde es werden, wenn ich neben ihrem Partner als Begleiterin bei der Geburt meines Enkels dabei sein würde?

Ich machte mich auf den Weg zu ihr und traf sie und ihren Partner ebenfalls mächtig aufgeregt vor. Simone bat mich um eine Untersuchung und um das Horchen nach den Herztönen ihres Babys. Sie wollte gerne wissen, an welchem Punkt sie stand und ob das Ganze auch vielleicht wieder aufhören könnte. Nun, dem kleinen Mann im Bauch ging es prima, ihr Gebärmutterhals war verstrichen und der Muttermund ein wenig geöffnet. Definitiv ein anderer Befund als bei ihrer Gynäkologin vor zwei Tagen. Da machte sich nun also Moritz – der Name stand schon beim Kinderwunsch fest – auf den Weg. Ich sagte Simone, dass es der Anfang, die Latenzphase, sei. Und mein Hebammenkind wusste damit, dass sie in den nächsten zwölf bis achtundvierzig Stunden die Vorarbeit für die aktive Phase der Geburt erleben würde. Sie beschloss gemeinsam mit ihrem Partner, dass dieser erst einmal einige Stunden zu seinem Arbeitsplatz fahren solle und permanent für uns erreichbar sein müsse – und sie bat mich, bei ihr zu bleiben. Nachdem ich meine Hausbesuche für die nächsten beiden Tage an meine Kollegin übergeben hatte, verbrachten wir den Tag mit Spaziergängen, Ausruhen auf dem Sofa, Massagen der Füße und des Rückens, Gesprächen miteinander und beruhigenden Telefonaten mit ihrem Partner, dem Lauschen von Moritz' Herztönen, kleinen Mahlzeiten (Brot mit Stulle und Salat) und ganz viel warmem Tee. Die Wehen, die bei meiner Ankunft am Morgen jeweils circa 25 bis 30 Sekunden lang waren, hielten nun 30 bis 40 Sekunden an und kamen in einem regelmäßigen Rhythmus alle acht bis zehn Minuten. Besonders die Spaziergänge mit dem Blick auf den in der Nähe liegenden See taten uns gut. Ich erzählte ihr von meiner Erfahrung mit ihrer Geburt, einer Geschichte, die ich auch gerne an ihren Geburtstagen erzählt hatte, bis sie mich vor zehn Jahren genervt darum gebeten hatte, sie mit dieser »Story« zu verschonen. Nun, an diesem Tag war sie wieder von Interesse ...

Der werdende Papa kam gegen 18:30 Uhr nach Hause und fragte mich gleich, ob wir nicht bald in die Klinik fahren müssten. Simones Wehen waren zu diesem Zeitpunkt alle sechs Minuten da, und sie kam sehr gut damit klar. Sie atmete regelmäßig und tief ein und aus und hatte das starke Bedürfnis, bei jeder Wehe aufrecht stehen zu wollen. Manchmal lehnte sie sich auf ihre Küchenanrichte und bei einigen der Wehen schimpfte sie mit ihrem Bauch über die Intensität. Es tat ihr gut, alleine herumtigern zu können, und sie mochte keine Berührungen und Massagen zu diesem Zeitpunkt. Sie wollte gerne noch in ihrer vertrauten Umgebung bleiben. Gegen 20:30 Uhr kam zum ersten Mal die Frage: »Mama, wie lange noch?« – worauf ich ihr nur beruhigend antworten konnte, dass alles sehr gut liefe, und ich es nicht genau wisse. Noch gab sich mein Kind damit zufrieden, aber gegen 21:30 Uhr wollte auch sie sich gerne auf den Weg in die Klinik begeben.

Simone hatte sich ein etwas weiter von ihrem Wohnort entferntes Krankenhaus ausgesucht. Ihr war eine angegliederte Kinderklinik und eine Gebärphilosophie wichtig, in der auf unnötige Eingriffe weitgehend verzichtet werden sollte. Wir hatten in der Schwangerschaft oft über die verschiedenen Orte für Geburten gesprochen und über meine jahrelange positive Erfahrung in der außerklinischen Geburtshilfe. Das kam aber für sie nicht infrage, und die Begründung in meine Richtung war: »Mama, dafür habe ich in den ganzen Jahren zu viele Geschichten von dir mitbekommen!« Und ich hatte immer gedacht, meiner Tochter nur die positiv stärkenden Erlebnisse vermittelt zu haben …

Als wir um 22:30 Uhr in der Klinik ankamen, mussten wir über eine Stunde warten, bis die anfänglichen Untersuchungen stattfinden konnten. Aber bei uns war es ja nicht allzu eilig, und Langeweile kam sowieso nicht auf, weil Simone bereits alle vier bis fünf Minuten Wehen hatte, die 60 Sekunden oder länger anhielten. Nun waren Rückenmassagen und das Bewegen in den Wehenpausen wieder hilfreich. Die später stattfindende Herzton-Wehenaufzeichnung zeigte, dass es Moritz hervorragend ging und die Wehen regelmäßig und lang anhaltend waren. Das war uns ohnehin klar, aber jetzt auch aufgezeichnet auf einem Blatt CTG-Papier. Die anschließend geplante Ultraschalluntersuchung musste ins Wasser fallen, da Simone nicht willens war, so lange auf dem Rücken liegend auszuharren, bis ordentliche Befunde möglich gewesen wären.

Simones Plan für ihre Wunschgeburt

Gebärort:
Klinik mit Kinderklinik

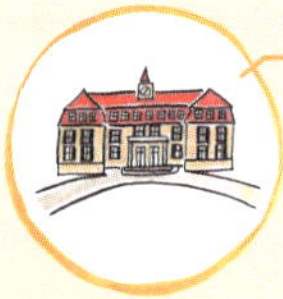

Vorangegangene Geburten:
Keine

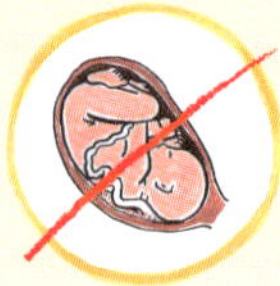

Gefühle zur Geburt:
Zuversichtlich

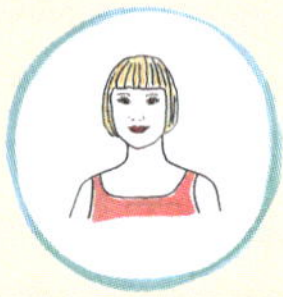

Wünsche zur Geburt: Natürliche Geburt in ruhiger Umgebung mit der Möglichkeit sich zu bewegen und auch zu essen und zu trinken. Profis eher im Hintergrund.

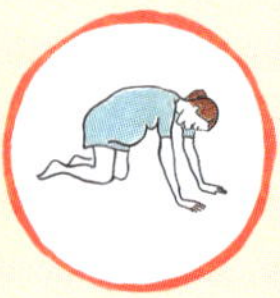
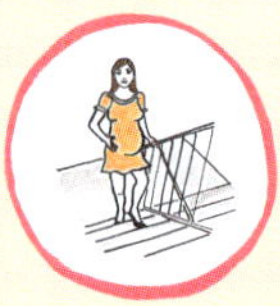
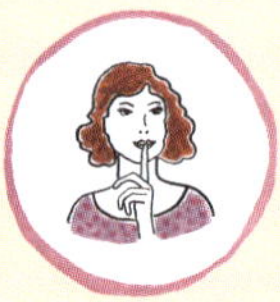
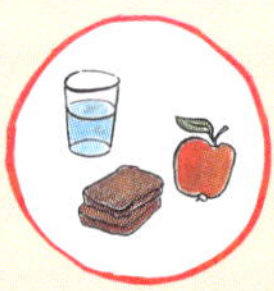

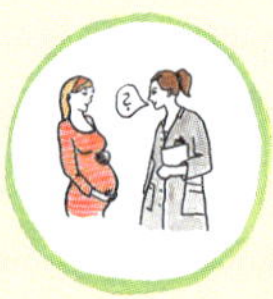

Bitte keine unnötigen »Zuschauer« und immer vor Entscheidungen zum weiteren Vorgehen nachfragen.

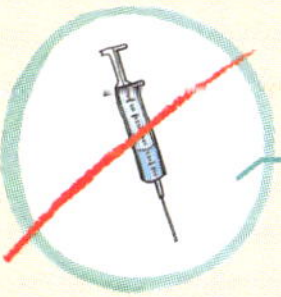

Keine Schmerzmittel anbieten, wenn ich nicht danach frage. Unbedingt keine opiathaltige Schmerzerleichterung.

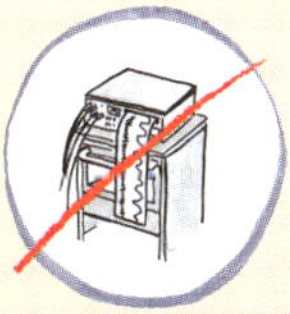

Keine Dauerüberwachung der Herztöne von Moritz, wenn nicht notwendig.

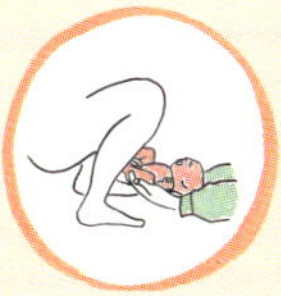

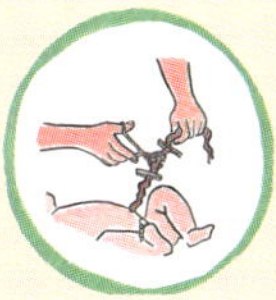

Ich möchte meinen Sohn gerne selbst begrüßen und in Empfang nehmen und auch selbst die Nabelschnur durchtrennen.

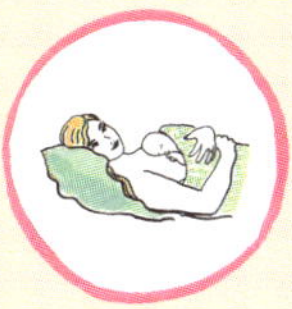

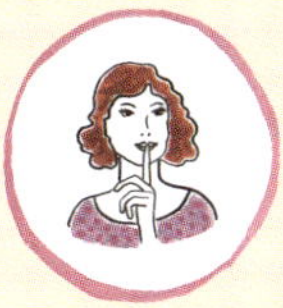

Nach der Geburt möchte ich gerne Hautkontakt zu Moritz.
Ich möchte erst einmal eine ruhige Zeit mit abgedunkeltem Licht und erst späteren Untersuchungen.
Kein Bad für Moritz.

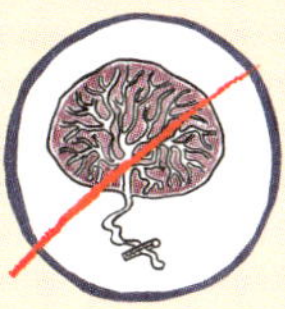

Ich möchte die Plazenta nicht sehen.

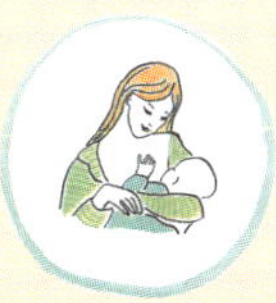

Ich will Moritz stillen und gerne nach einer in der Klinik verbrachten Nacht wieder nach Hause gehen.

Vaginale Geburt oder Kaiserschnitt?

Wenn du über diese Frage zur Geburtsart deines Babys nachdenkst, helfen dir hoffentlich einige Informationen, um die für dich richtige Entscheidung zu finden. Aus Gesprächen mit schwangeren Frauen weiß ich, dass viele den Kaiserschnitt als angstvoll besetzte Variante und andere wiederum als sehr gewünschte Möglichkeit, ihr Baby zu gebären, ansehen.

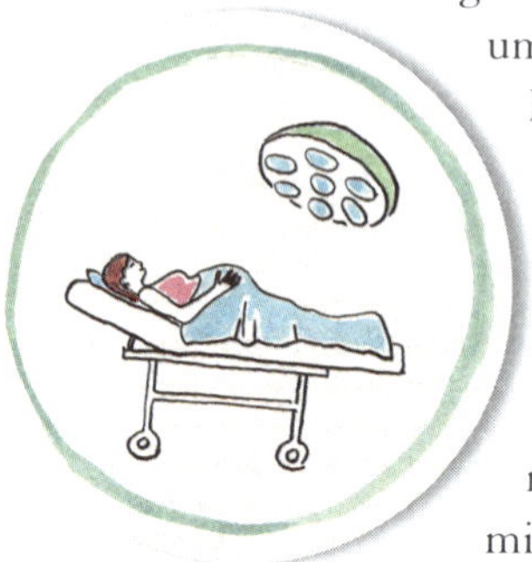

Und beim Blick über den Tellerrand fällt auf, dass es in dieser Welt enorm schwankende Häufigkeiten von Kaiserschnitten gibt, die fragen lassen, wo denn nun das gesunde Maß liegt: Meine Kolleginnen aus Brasilien erzählen mir, dass jedes zweite Baby per Kaiserschnitt zur Welt kommt, im Südsudan ist es nicht einmal jedes hundertste. Die Weltgesundheitsorganisation WHO traf 1985 die Aussage, dass es für mehr als zehn bis 15 Prozent Kaiserschnittgeburten keine gute medizinische Begründung gibt. Aktuell schreiben Wissenschaftler aus Boston und Stanford, dass diese Schwelle möglicherweise aber etwas zu niedrig angesetzt sei. Nach ihrer Analyse liegt die optimale Kaiserschnittrate bei etwa 19 Prozent. Darüber hinausgehende Kaiserschnittzahlen zeigten keine gesundheitlichen Vorteile für Mutter und Baby.

Entgegen dieses international anerkannten medizinischen Wissens **werden in Deutschland knapp ein Drittel aller Frauen** – 2016 waren es 30,5 Prozent – **mit einem Kaiserschnitt zur Mutter.** Die Bemühungen, diese Rate zu senken, fruchteten in den letzten Jahren schon ein wenig, 2011 wurden noch 32,1 Prozent der Babys durch die Operation geboren.

boren haben, sind deutlich schneller wieder fit und können sich auf ihr Baby konzentrieren – im Gegensatz zu Frauen, die per Kaiserschnitt geboren haben, also eine große Bauchoperation hinter sich haben. Und auch wenn in Langzeitbeobachtungsstudien bei Kaiserschnittgeburten im Gegensatz zu vaginalen Geburten eine geringere Wahrscheinlichkeit für die Unfähigkeit, Harn zurückzuhalten, und Beckenbodenvorfall festgestellt wurde, steht demgegenüber eine deutlich erhöhte Rate von Unfruchtbarkeit, Fehlgeburten und Plazentastörungen bei einer weiteren Schwangerschaft nach einem Kaiserschnitt.
Nach wie vor bleibt auch ein geplanter Kaiserschnitt eine Operation. Solche medizinischen Eingriffe sind immer mit – wenn auch geringen – gesundheitlichen Gefahren verbunden. Zum Glück haben wir heute nach Kaiserschnitten eine so geringe Müttersterblichkeit wie noch nie. Ohne gewichtige medizinische Gründe werden die Vorteile jedoch durch die Nachteile und die gesundheitlichen Folgen für Mutter und Baby infrage gestellt. In einer deutschen Studie gaben 86 Prozent aller Frauen nach ihrem Kaiserschnitt an, dass sie seine Folgen unterschätzt hätten. Es ist also wichtig für dich, vor einer anstehenden Entscheidung auch die möglichen Folgen zu kennen.

Folgende Komplikationen treten deutlich häufiger nach einer Kaiserschnittgeburt als nach einer vaginalen Geburt auf

- starke Blutungen,
- Verletzungen von Harnblase und Harnleiter,
- ein erhöhtes Thromboserisiko,
- eine erhöhte Infektionswahrscheinlichkeit.

Wenn du dir weitere Kinder wünschst, bedenke auch, dass ein Kaiserschnitt Einfluss auf deine nachfolgenden Schwangerschaften hat.

Bei Folgeschwangerschaften wurde beobachtet:

- eine erhöhte Unfruchtbarkeit,
- die höhere Wahrscheinlichkeit für einen weiteren Kaiserschnitt,
- Fehlgeburten,
- Eileiterschwangerschaften,
- Störungen der Plazenta,
- ein tot geborenes Baby nach der 34. Woche,
- Depressionen als Spätfolge.

Überlegungen für dein Baby

Ein Kaiserschnitt ist für dein Baby nicht selbstverständlich die bessere Methode, zur Welt zu kommen, auch wenn dies häufig noch behauptet wird. Babys kommen nach dieser Operation viel öfter nach ihrer Geburt in eine Kinderklinik. Da nicht jedes Krankenhaus mit einer geburtshilflichen Abteilung auch über eine Neugeborenen-Intensivstation verfügt, können durch eine Verlegung des Babys Trennungen zwischen Mutter und Baby auftreten.

Kaiserschnittgeburten können zu Anpassungsproblemen des Babys an das Leben außerhalb des mütterlichen Bauches führen. Dabei steht ein mangelhafter Impuls zur Atmung im Vordergrund. Das in den Lungen verbliebene Fruchtwasser, das bei einer vaginalen Geburt herausgedrückt wird, kann zu Komplikationen führen. Auch die Wahrscheinlichkeit, Asthma zu entwickeln, scheint für Kinder nach Kaiserschnittgeburten erhöht. Babys, die ohne eine medizinische Begründung per Kaiserschnitt geboren werden, sind im Kindes- und Teenageralter deutlich häufiger fett-

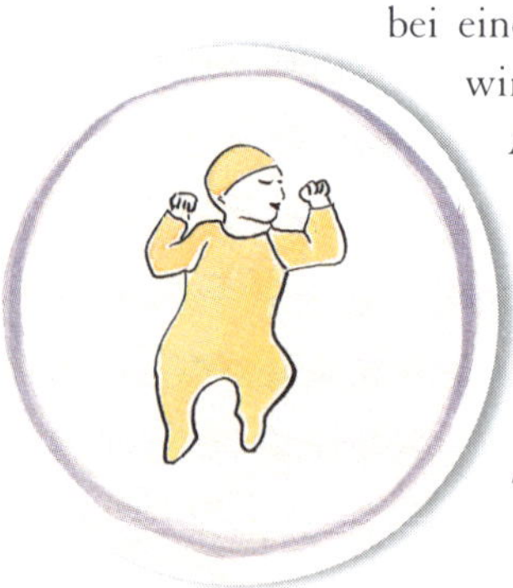

leibig. Grund dafür ist der fehlende Einfluss der vaginalen Geburt auf die Darmflora des Babys.
Babys, die per Kaiserschnitt auf die Welt kamen, erkranken später dreimal so häufig an Bronchialasthma wie Babys, die vaginal geboren wurden. Studien zeigen zusätzlich, dass Kinder nach Kaiserschnitt im Vergleich zu vaginal geborenen Babys häufiger an Allergien und Infektionskrankheiten leiden und an Diabetes mellitus Typ 1 erkranken.
Die vaginale Geburt ist und bleibt damit einfach **die gesündeste Form des Gebärens** für Mutter und Baby, **wenn es keine Komplikationen gibt.**
Aber selbst wenn du dir eine Kaiserschnittgeburt absolut nicht vorstellen konntest, und sie dann doch erlebst: Sei nicht enttäuscht von dir! Dein Baby oder du brauchte eben die Unterstützung, wie es knapp ein Drittel aller Frauen in Deutschland als Gebärrealität erleben. Du bist eine genauso gute Mutter wie die Frauen, die andere Geburten erlebt haben. Wenn du dir eine vaginale Geburt gewünscht hast und nun für eine sichere Geburt die Operation brauchst, versuche auch aus dieser Situation das Beste zu machen und das Nachher gut vorzubereiten. Wenn du zu den circa 42 Prozent aller Kaiserschnitt-Frauen gehörst, die schon vorher über die kommende Operation informiert sind, hast du Zeit, genügend Unterstützung im Haushalt für die ersten Wochen nach der Geburt zu organisieren. Es wird deinem Heilungsprozess auf Dauer guttun, wenn du es langsam angehst!

Familienorientierte Begleitung eines Kaiserschnitts in bestimmten Kliniken

Wenn du schon vorher von der OP weißt, kannst du dich bei deiner Ärztin oder Hebamme erkundigen, ob es Kliniken gibt, die eine mehr familienorientierte Begleitung bei dieser Gebärvariante anbieten. Wunderbare Beispiele dazu habe ich vor einigen Jahren in England kennengelernt. Die Philosophie dahinter ist der **Abschied von einer Betrachtung der Kaiserschnittgeburt als rein chirurgische Prozedur** zugunsten der stärkenden emotionalen Erfahrung für dich und dein Baby. Es wurde überlegt, welche Elemente im Ablauf der OP einer vaginalen Geburt ähnlicher gestaltet werden können und wie die werdenden Eltern wieder mehr in das Zentrum gerückt werden können. Zur Umsetzung dieser familienorientierten Kaiserschnittvariante werden – unter Achtung deiner persönlichen Wünsche – Wahlmöglichkeiten im Ablauf angeboten.

Dazu gehören:

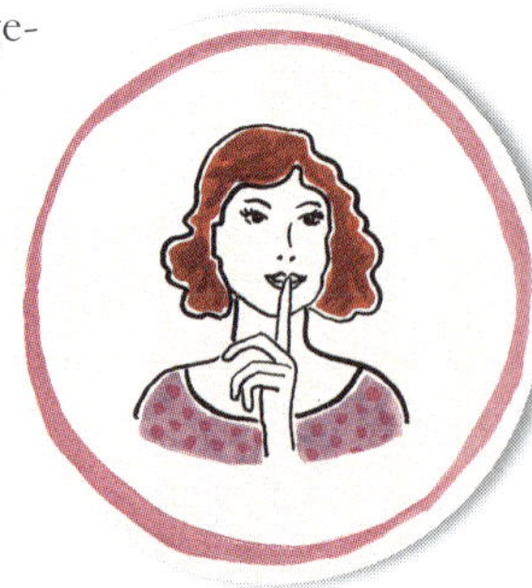

- Es wird für einen Operationssaal gesorgt, in dem es eine **respektvolle Ruhe** und keine Unterhaltungen des operierenden Teams gibt.
- Das OP-Team stellt sich beim Legen des **Blasenkatheters** an dein Kopfende.
- Die **Musik,** die du ausgesucht hast, wird abgespielt.
- Die **Klebepunkte zur Ableitung deiner Vitalwerte** werden am Rücken angebracht, damit ein direkter Hautkontakt zwischen dem Baby und dir sofort nach der Geburt möglich ist.
- Der **venöse Zugang mit der Verweilkanüle** wird in deine nicht dominante Hand oder in den Unterarm gelegt, damit es für dich leichter wird, dein Baby zu halten und zu streicheln.
- Die **Abdeckung und Sichtbarriere der OP-Tücher** werden während oder kurz nach dem Herausheben des Babys etwas heruntergelassen, damit du/ihr euer Baby zuerst seht und

auch sein Geschlecht – falls ihr es vorher nicht wissen wolltet – als erste entdeckt.

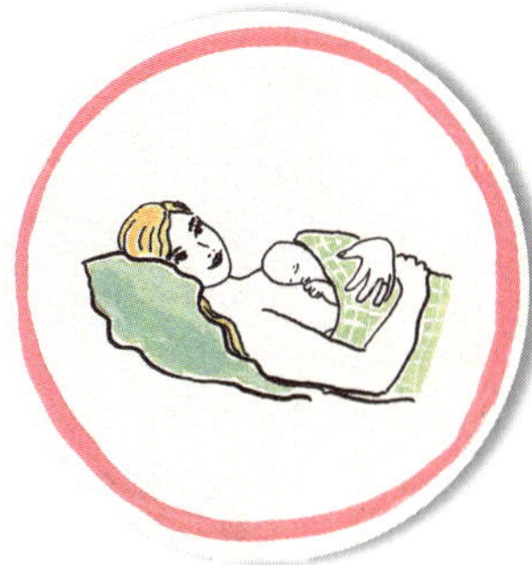

- Das **Herausheben deines Babys geht deutlich langsamer vonstatten,** ähnlich wie bei einer vaginalen Geburt, und die Nabelschnur wird nicht gleich durchtrennt.
- **Dein Baby landet sofort auf deiner Brust.** Entweder abgedeckt mit einem angewärmten Handtuch oder in einer Schlaufe, die du vor der OP um deinen Brustkorb legen konntest, damit du dich im Halten deines Babys nicht durch die Kanülen eingeschränkt fühlst.

All das ist möglich und kann gewünscht werden – ich habe es live gesehen. Bei einer dieser Kaiserschnittgeburten konnte ich sogar eine Situation beobachten, in der die Mutter, nachdem Köpfchen und Arme geboren waren, den restlichen Körper selbst aus ihrem Bauch hob. Ich war sooo gerührt!
Selbst wenn du keine Klinik in deiner Umgebung mit dem Angebot dieser Wahlmöglichkeiten hast, ist ein Geburtsplan mit deinen Wunschpunkten dann vielleicht ein guter Anlass, dazu in die Diskussion zu gehen. Nur so – das ist meine Erfahrung – hat sich die Gebärlandschaft in unserem Land auch früher schon in Richtung zu mehr Familienorientierung ändern können.

Gute Gründe für den Kaiserschnitt

Es existieren gute Gründe, Babys durch Kaiserschnittgeburten zur Welt zu bringen. Die Lage der Plazenta vorm Muttermund, also ein medizinischer Grund, ist einer davon, aber es existieren manchmal auch **persönliche Gründe** für die Entscheidung zu diesem operativen Eingriff. So erzählen mir Frauen, die sich einen Kaiserschnitt wünschen, dass sie bei ihrer vorhergehenden vaginalen Geburt sehr schlecht behandelt wurden und traumatisierende Erfahrungen gemacht haben. Auch die frühere Erfahrung von sexueller Gewalt kann zu dem Wunsch nach einer Kaiserschnittgeburt führen. Dieser Wunsch ist aus meiner Sicht – nach einer Information über die Vor- und Nachteile der OP – immer zu akzeptieren, weil es vollkommen ungewöhnlich ist, dass eine Frau freiwillig eine große Bauchoperation wünscht, wenn sie nicht sehr gute Gründe dafür hat!

Wichtig zur Vorbereitung auf eine Kaiserschnittoperation ist, dass

- du dir große, lockere **Unterhosen** besorgst, damit das Bündchen nicht auf die Narbe drückt,
- du eventuell **lackierte Nägel vom Lack befreist,** damit das Pulsoxymeter (das Erfassungsgerät zur Sauerstoffsättigung im Blut), korrekte Werte messen kann,
- du deinen Liebsten oder deine Liebste bittest, deine Schamhaare auf dem **Schamhügel zu rasieren** (oder das selbst machst), weil die Einmalrasierer in der Klinik oft schlecht funktionieren,
- du deinen **Schmuck zu Hause lässt,** weil du ihn im OP sowieso ablegen musst und er leider viel zu oft in der Klinik »verschwindet«,
- du gemeinsam mit deiner Begleitung einen **Plan** mit deinen Vorstellungen zur Kaiserschnittgeburt und deinen Klinikaufenthalt danach entwickelst,
- du dir die **Einkäufe in der ersten Wochenbettzeit** einfach liefern lässt.

Svenjas Geburtsplan für einen geplanten Kaiserschnitt (Svenja, 35 Jahre, mit Henriette)

Svenja hat sich nach ihren zwei ersten Kaiserschnittgeburten mit Charlotte und Isabel auch bei ihrem dritten Baby, einem kleinen Mädchen mit dem Namen Henriette, für die Operation entschieden. Nach der Erfahrung von sexuellem Missbrauch als junges Mädchen will sie sich nicht auf eine vaginale Geburt einlassen. Sie bittet um etwas Privatsphäre beim Legen des Blasenkatheters, hat aber keine Probleme mit zusätzlichen Studentinnen, entspannt sich leichter bei Musik und möchte mit Erklärungen durch die Kaiserschnittgeburt begleitet werden.

Aufgrund der zwei Vorerfahrungen weiß sie, dass sie den venösen Zugang für die Medikamente in ihrer linken Hand haben möchte (in der rechten Hand hatte sie danach immer Probleme beim Halten der Babys) und dass die EKG-Elektroden am Rücken platziert werden sollten, da diese sie immer gestört haben, wenn die Babys nach der Operation auf ihre Brust gelegt wurden.

Svenja will Henriette gerne sofort sehen, wenn sie aus ihrem Bauch gehoben wird. Dazu müssen die Abdecktücher etwas heruntergeschoben werden. Sie möchte ihre Kleine gerne auf der Haut ihrer Brust spüren und etwas Zeit mit ihr haben, bis gewogen und gemessen wird. Die Plazenta will Svenja mitnehmen und in ihrem Garten einen Apfelbaum darauf pflanzen. Sie wird Henriette stillen.

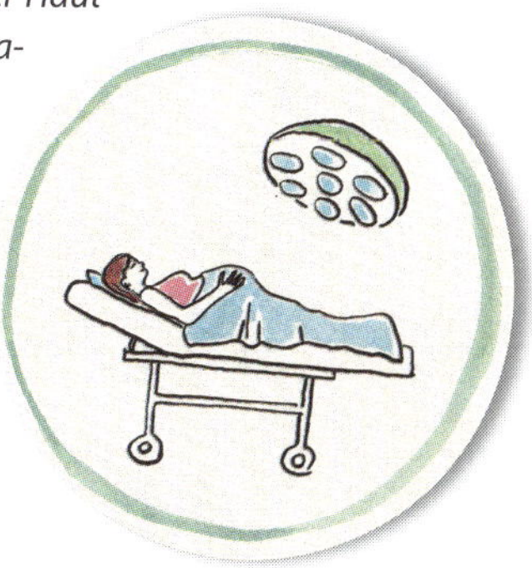

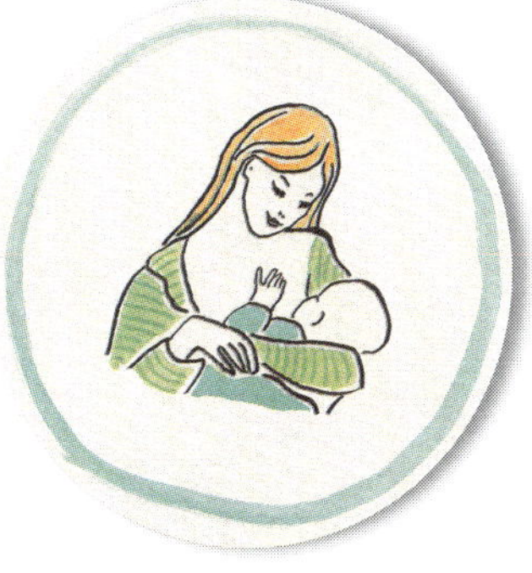

Top-Tipps für Partner und Partnerinnen

Zu Beginn meiner Hebammenzeit hörte ich sehr häufig, dass das Gefühl der Hilflosigkeit für viele Begleiter bestimmend wäre. Du oder ihr möchtet sicherlich bei der Geburt **nicht nur hilflos herumstehen.** Zumal es auch wahrlich nicht leicht ist, über Stunden zuzuschauen, wie ein geliebter Mensch intensiv Wehen verarbeitet und Schmerzempfindung äußert – und das Ganze auch noch ohne ein abzusehendes Ende! Zum Glück hilft heute die durch viele Studien belegte Erkenntnis, dass Gebärende **die pure Anwesenheit einer vertrauten Person als das Wichtigste** in dieser Zeit erleben. Und das motiviert dann viele Begleiterinnen, sich gemeinsam mit der werdenden Mutter intensiv auf das große Ereignis vorzubereiten.

Das Wichtigste für dich wird sein, die **Vorstellungen und Wünsche** deiner Partnerin zu kennen und am Gebärort **zu vertreten.** Der Geburtsplan – egal welche Art von Geburt angestrebt wird – sollte in eurem Kopf und eventuell auch zum Weitergeben an die Profis mit Wunschpunkten auf einem Blatt Papier dargestellt stehen. Auch das Wissen um die Unterstützung durch eine ausreichende Oxytocinausschüttung ist hilfreich – egal ob bei einer unkomplizierten vaginalen Geburt oder bei einer Kaiserschnittoperation.

Hier einige Tipps deiner Buchhebamme für eine sichere Umgebung beim Gebären

- **Schafft einen »gemütlichen Ort«**, egal wo ihr seid. Räumt den Gebärraum ein wenig um, indem ihr Hocker, Stühle und Matten leicht erreichbar für die Nutzung platziert. Ihr verschiebt eventuell das Bett – es sind fast immer Rollen darunter – etwas mehr an den Rand des Raumes, damit die werdende Mutter genügend Platz hat, um sich gut in allen aufrechten Positionen auszuprobieren, und damit alle, die in den Gebärraum eintreten, nicht sofort das Bett im Blick haben. Es ist angenehm, wenn sich deine Partnerin beim Ausruhen oder Wehen »Beackern« nicht direkt von allen beobachtet fühlt.

- **Deine Partnerin wird sich in einer eher intimen Atmosphäre freier fühlen,** alle Körperhaltungen einzunehmen, die ihr guttun, und sich auch freier fühlen, laut zu werden, wenn ihr danach ist. Du als positiv unterstützende vertraute Begleitperson schaffst diese intime Atmosphäre, in der sich die Gebärende fallen lassen kann.
- **Verzichte auf Filmen oder Fotografieren,** es sei denn deine Partnerin möchte dies unbedingt.
- **Beantworte** während der Geburt möglichst alle **»rationalen Fragen«** (Versicherungsverhältnis etc.) der Profis, die gerne gestellt werden. Übermittle die Bedürfnisse deiner Partnerin an Hebammen und Ärztinnen, wenn die Wehenarbeit so vereinnahmend ist, dass deine Partnerin mit niemandem mehr reden mag.
- **Versuche die Anwesenheit fremder Personen zu reduzieren,** gerade wenn du beobachtest, dass die Wehen schwächer werden, wenn solche unvertrauten Personen auftauchen.
- **Sorge** für eher **gedämpftes Licht,** wenn ihr nicht gerade im OP zum Kaiserschnitt seid.
- Falls du Angst in ihren Augen siehst, **versuche sie zu beruhigen** und in einer Wehenpause vielleicht sogar zum Lachen zu bewegen. Du solltest ja wissen: Angst schränkt durch vermehrtes Adrenalin im Blut die Oxytocinausschüttung ein und Wehen lassen nach. Und wenn sie nicht lachen kann, hilft oft eine besonders schöne Erinnerung an den letzten Urlaub oder ein Kuss, damit wieder mehr Entspannung eintreten kann.
- Erzähle in den Wehenpausen, dass du viel ans Baby denkst und dich innerlich mit ihm/ihr verbindest. **Sprich sowohl ihr als auch dem Baby laut Mut zu,** wenn es schwierige Phasen geben sollte.
- **Erinnere deine Partnerin immer wieder daran,** auch einen ganz tiefen Atemzug in den Bauch zum Baby zu schicken. Gebärende Frauen sind während der Wehenarbeit oft so sehr mit sich beschäftigt, dass sie zwischendurch sogar vergessen können, worum es eigentlich geht. Wenn du durch deine Worte und Ansprache an das Baby erinnerst, gibt ihr das zusätzlich Kraft und Motivation.

Wann musst du zum Gebärort aufbrechen?

Bei einer geplanten natürlichen Geburt: Niemand weiß, wie lange sie dauern wird. Deshalb **bleibe, so lange es geht und solange du dich sicher und gut fühlst, zu Hause.** Beschäftige dich dort mit dir angenehmen Dingen, esse und trinke regelmäßig und gehe mindestens alle zwei Stunden zur Toilette, da eine volle Harnblase dein Baby beim Tiefertreten im Becken aufhalten kann. Wenn du Fragen hast oder unsicher bist, rufe in der Klinik an oder bitte deine Hausgeburtshebamme zu dir. Nicht alle Geburten verlaufen nach dem gleichen Muster, und die Länge ist recht unterschiedlich. Bei ersten Babys wird von durchschnittlich 18 bis 24 Stunden ausgegangen und bei weiteren Babys von kürzeren Zeiten. Diese verschiedenen Geburtsdauerangaben zeigen bereits, **dass es eine offizielle Definition des Geburtsbeginns nicht gibt.** Manche Babys haben es sehr eilig und sind schon nach zwei bis drei Stunden geschlüpft. Aber das ist weder für dich noch für dein Baby eine wünschenswerte Variante. Ihr braucht beide etwas Zeit für die enormen Umstellungsprozesse in euren Körpern, und deshalb ist Geduld und Vertrauen in den Prozess des Gebärens die beste positive Einstellung!

Bei einer geplanten Kaiserschnittgeburt wirst du in der Regel am Tag vor der Operation in der Klinik aufgenommen, da Voruntersuchungen und Blutentnahmen anstehen. Du wirst am Operationstag nüchtern bleiben müssen und daher dein Baby höchstwahrscheinlich am Vormittag begrüßen dürfen, damit du nicht zu lange hungrig sein musst.

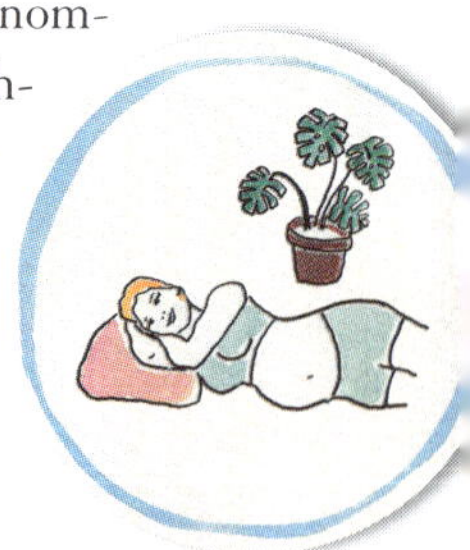

Wehen

Die allermeisten Geburten beginnen mit dem Einsetzen der Wehen. In der Latenzphase (siehe das Kapitel »Die erste, frühe Vorarbeit (Latenzphase)«) sind sie noch recht unregelmäßig und treten in großen Abständen auf. Diese Wehen bewirken das Weicherwerden des Gewebes am Muttermund und sind so die beste Vorbereitung auf seine Öffnung. Ganz allmählich verstärken sich Intensität und Dauer, die Abstände zwischen den Wehen verkürzen sich, und eine **gewisse Regelmäßigkeit stellt sich ein.**

Entscheidend für den Geburtsbeginn ist nicht der Abstand zwischen den Wehen und auch nicht ihre Intensität, sondern ihre Regelmäßigkeit. Eine Öffnung des Muttermundes kann durch leichtere Wehen in fünfminütlichen Abständen genauso bewirkt werden wie durch starke Wehen, die alle acht bis zehn Minuten kommen.

Obwohl die meisten gebärenden Frauen mit Wehen beginnen, kann sich dein Baby genauso gut mit einem Blasensprung oder einer Zeichnungsblutung ankündigen.

Blasensprung

Wenn du Fruchtwasser verlierst, deine Fruchtblase also um den errechneten Termin herum reißt oder platzt, heißt dies ebenfalls, dass es losgeht. Reißen heißt, dass die Fruchtblase an irgendeinem Punkt in der Gebärmutter ein kleines Leck hat, aus dem tröpfelnd das Fruchtwasser sickert. Platzen dagegen bedeutet, dass die Fruchtblase vor dem vorangehenden Teil des Babys – also Kopf oder Po – aufgeht und das Fruchtwasser schwallartig aus dir herausplätschert.

Nach einem Blasensprung steigt die Möglichkeit einer Infektion, die über die Vagina hinauf in die Gebärmutter gelangen kann. In vielen Kliniken wirst du deshalb zur Überwachung in eine

vorgeburtliche Station aufgenommen, in anderen wiederum kannst du, wenn es dir und dem Baby gut geht, nach Hause gehen, wenn du das wünschst.
Wenn du zu Hause gebären möchtest, informierst du nach einem Blasensprung deine Hebamme. Sie kommt dann zu dir und untersucht dich, horcht nach dem Baby und bespricht, wie es weitergehen kann. In der Wartezeit kannst du ohne Bedenken duschen. Aber bitte nach einem Blasensprung keine Tampons oder Watte in die Vagina stecken, keinen Sex haben und dich nicht selbst untersuchen, da dies die Infektionsgefahr erhöht. **Miss deine Temperatur alle vier Stunden,** um bei Fieber, Veränderungen der Farbe und des Geruchs des Fruchtwassers und weniger Bewegungen deines Babys sofort wieder Kontakt zu Hebamme oder Klinik aufzunehmen.
Das Platzen der Fruchtblase bewirkt meistens die Ausschüttung von Prostaglandinen innerhalb von 24 Stunden, die eine Wehentätigkeit anregen und die Geburt auslösen. Wenn das bei dir nicht so ist, wird zurzeit nach spätestens 18 Stunden die Gabe von Antibiotika empfohlen, um auszuschließen, dass Keime in die Gebärmutter aufsteigen. **Falls nach vielen Stunden** – in der Regel nach 8 bis 24 Stunden – **immer noch keine Wehen einsetzen, wird die Geburt eingeleitet** (siehe dazu das Kapitel »Und was, wenn nicht alles nach Wunsch läuft?«), auch wenn keine Infektionsanzeichen vorliegen.
Frage bei den Untersuchungen am Ende der Schwangerschaft, ob du **eventuell liegend die Fahrt zum Gebärort** zurücklegen solltest. Das wird nur sehr selten empfohlen! Zum Beispiel aber, wenn es sich das Baby in einer Querlage oder Schräglage oder Beckenendlage* gegen Ende der Schwangerschaft bequem gemacht hat oder wenn es vor der 34. Schwangerschaftswoche schlüpfen möchte. Der liegende Transport wird vor allem empfohlen, weil sich bei einem Platzen der Fruchtblase in

den genannten Situationen die Nabelschnur vor den vorangehenden Teil des Babys schieben und beim Tiefertreten des Babys im Becken zugedrückt werden könnte, was zu einer Sauerstoffunterversorgung führen könnte. In den oben genannten Situationen solltest du die Telefonnummer von Krankentransportdiensten notiert haben.

Falls du unsicher bist, ob die Fruchtblase wirklich gesprungen ist, gibt es Tricks, mit denen du dir Gewissheit schaffen kannst

- Lege eine **große Binde** in deine Unterhose und prüfe nach ein bis zwei Stunden, ob diese Binde durchtränkt ist. In einer großen Binde können etwa 50 Milliliter Flüssigkeit aufgenommen werden. Ist dies der Fall, spricht es eher für einen Blasensprung als für den Abgang von Urin oder vaginalem Ausfluss.
- Untersuche die **Farbe der Flüssigkeit:** Urin ist gelblich, Fruchtwasser klar oder leicht milchig.
- Den **Geruch** von Urin in dieser Menge kennst du schon, während Fruchtwasser entweder gar nicht oder leicht süßlich riecht.
- Besorge dir in der Apotheke **rotes Lackmuspapier** oder bitte eventuell deine Hebamme um einige Streifen. Fruchtwasser verfärbt den Streifen blau. Lege einige Streifen in eine Slipeinlage oder Binde und laufe damit eine Stunde lang herum. Wenn der Streifen deutlich blau wird, rufe in der Klinik oder deine Hebamme an, um das weitere Vorgehen zu besprechen.

Zeichnungsblutung

Wenn du eine **hellrote, regelstarke Blutung** um den Geburtstermin herum feststellst, kann dies ein Zeichen dafür sein, dass sich der Muttermund öffnet. Er ist gegen Ende der Schwangerschaft sehr stark durchblutet. Der Druck der Kontraktionen der Gebärmutter kann dazu führen, dass kleine Gefäße aufreißen und bluten. Wenn du eine solche Blutung entdeckst, solltest du zügig deinen Gebärort aufsuchen oder deine Hebamme zu dir bitten, um zu klären, ob sich der Muttermund öffnet oder ob es eine andere Ursache gibt, die gegebenenfalls rasch behandelt werden muss.

Nun aber los!

Wenn deine Wehen länger als eine Stunde in regelmäßigen Abständen von sechs oder weniger Minuten kommen oder du einen Blasensprung hattest, wird es allmählich Zeit aufzubrechen. **Eine Faustregel lautet:** Wenn bereits ein Kind vaginal geboren wurde, kommt das zweite Baby in der Hälfte der Zeit zur Welt. Plane genügend Zeit ein, um dein großes Kind unterzubringen! Sein fertig gepackter Rucksack mit Kuscheltier sollte genauso wie deine Kliniktasche für diesen Moment bereitstehen.

Zu entscheiden, wann der Zeitpunkt gekommen ist, um sich auf den Weg zum Geburtsort zu machen, ist gerade beim ersten Kind nicht leicht. Wenn einige der folgenden Umstände zutreffen, ist es so weit:

- Jede Wehe macht den **Bauch hart, eng oder fest** und ist von außen tastbar.
- Die Wehen verursachen ein **starkes Ziehen im Rücken** und in der Leistengegend.
- Du spürst ein **Dehnen nach unten in Richtung Beckenboden*.**
- Die Kontraktionen* verursachen einen **Schmerz,** der mit starken Menstruationsschmerzen vergleichbar ist.
- Du entdeckst eine Blutung, die sogenannte **Zeichnungsblutung.**

- Um die Wehen auszuhalten, brauchst du deine ganze Konzentration. **Du kannst dich während der Wehe nicht unterhalten.**
- Die Wehen **verändern sich nicht** in ihrer Intensität, egal ob du läufst oder dich ausruhst.

Und nun aber bitte sofort! (sehr, sehr selten)

In diesen Situationen solltest du **keine Zeit verlieren**:

- Dein Baby bewegt sich deutlich weniger als sonst und lässt sich nicht aufwecken.
- Du hast einen Blasensprung und entdeckst grünes oder rotes Fruchtwasser.
- Es tritt eine hellrote, regelstarke Blutung auf.

Wenn du bei einer außerklinisch geplanten Geburt deine Hebamme nicht sofort erreichst, mache dich bei den genannten Situationen in deine nächstgelegene Klinik mit geburtshilflicher Abteilung auf.
Bei einem **dauerhaft prall gespannten Bauch** in Verbindung **mit starken Schmerzen** bitte mit dem Rettungsdienst sofort in die Klinik fahren.

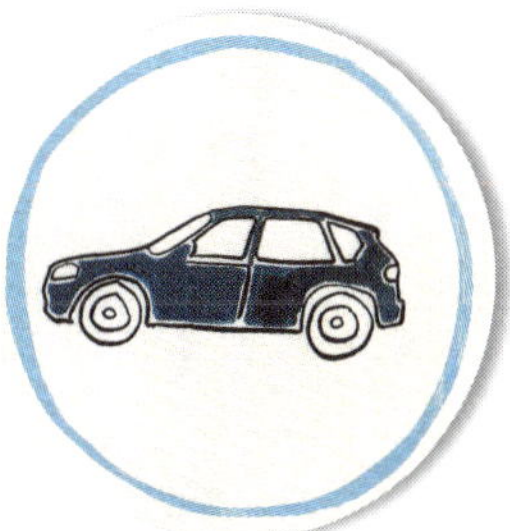

Joshua kennt schon alle Tierstimmen (Esther, 30 Jahre, mit Joshua)

Unser Kleiner ist in einer Dezembernacht in einer Klinik in Berlin zur Welt gekommen. Ich hatte vor der Schwangerschaft eigentlich immer an eine Hausgeburt gedacht, aber mein Mann konnte sich damit einfach nicht anfreunden. Was habe ich von ihm, wenn er angespannt und angstvoll neben mir ausharrt? Gar nichts! Und fünf Tage nach dem errechneten Termin ging es mitten in der Nacht los. Wir hatten einen angenehmen Empfang durch eine Hebamme, die uns unseren Gebärraum mit angrenzendem Bad zeigte und uns nach einer Herzton-Wehenkontrolle und einer Untersuchung erst einmal machen ließ. So verbrachte ich die nächsten zwölf Stunden mit Umherlaufen, dem Versuch, mich zwischen den Wehen auszuruhen, Schwitzen, Übergeben, auf dem Ball Sitzen, Atmen und später einem Repertoire an lauten Stimmen aus der Tierwelt, die ich von mir noch nicht kannte.

Die Hebamme aus der neuen Schicht kam in den Raum, als ich beim Bärengebrüll angekommen war. Ich sagte ihr, dass ich mich nicht für eine Untersuchung hinlegen könne und nun einfach so laut sein müsse. Sie nickte zustimmend, dimmte noch ein wenig das Licht im Raum und sagte: »In Ordnung, machen Sie einfach genau das, was Ihnen hilft.«

In den nächsten sechs Stunden bot sie immer wieder Unterstützung in Form von Wärmflaschen, Gebärhocker und weichen Matten auf dem Boden an. Sie beobachtete meine Bewegungen und hatte keinerlei Probleme damit, wenn ich schimpfte, herumkommandierte, eine sofortige Medikamentengabe verlangte oder mindestens 1000-mal fragte: »Wie lange noch?«. Ganz ruhig überprüfte sie immer wieder die Herztöne unseres Kleinen, brachte frisches Wasser oder brühte Tee. Sie verschloss immer wieder die Tür vor der trubeligen Welt außerhalb unseres Gebärraums. Wir durften wirklich bei uns sein, und Joshua kam auf einer Matte neben dem Kreißbett zur Welt. Er hatte mir so gut zugehört, dass er es in seinen ersten Minuten mit dem Quieken eines Schweinchens probierte, bis er dann leicht grunzend an meiner Brust lag. Wir haben uns in der Klinik sehr gut respektiert, verstanden, unterstützt und betreut gefühlt. Drei Stunden nach der Geburt gingen wir nach Hause, und ich erzählte meiner Wochenbetthebamme am nächsten Tag – zum erschrockenen Blick meines Mannes – dass ich das noch zwanzig Mal so machen wolle.

Was erwartet dich am Gebärort?

Erkundige dich am besten ab der 30. Schwangerschaftswoche entweder beim Klinikaufnahmegespräch, bei deiner Beleghebamme (wenn vorhanden) oder deiner Hausgeburtshebamme, wie die **Aufnahmeprozeduren am Gebärort** gestaltet werden. Sie unterscheiden sich in Kliniken und Geburtshäusern durchaus. Es ist für dich und auch alle anderen Beteiligten angenehm, sich schon vorher kennengelernt zu haben und über deine Wünsche oder deinen Geburtsplan gesprochen zu haben. An allen Gebärorten wird zunächst festgestellt, wie weit du und dein Baby im Gebärprozess fortgeschritten seid. Oft wird eine **vaginale Untersuchung** angeboten, um zu untersuchen, wie weit der Muttermund geöffnet ist und wie tief das Baby ins Becken geschoben ist. **Du wirst erzählen,** was du bisher mit deinen Wehen erlebt hast, wie du dich fühlst und was dich gerade beschäftigt. Zur Routine gehört auch, dass dein **Blutdruck** und die **Temperatur** kontrolliert werden. In der Klinik wird in der Regel ein **CTG** die kindlichen Herztöne sowie die Wehentätigkeit aufzeichnen, währenddessen kann deine Begleitperson dich anmelden.

Wundere dich nicht, wenn deine Wehen zu Hause regelmäßig und kräftig aufgetreten sind und bei der Ankunft am Gebärort erst einmal nachlassen. Ich hatte ja schon von der **Oxytocinblockade** geschrieben (siehe das Kapitel »Oxytocin, dein großer Helfer«). Bleibe einfach gelassen, wenn du diese Erfahrung machst. Wenn du dich gut fühlst und nicht zu weit von deinem Gebärort entfernt wohnst, **fahre einfach wieder nach Hause,** wenn bei den Untersuchungen alles in Ordnung war. Falls du dort bleiben möchtest, probiere einen **langen Spaziergang** durch den Garten (falls vorhanden)

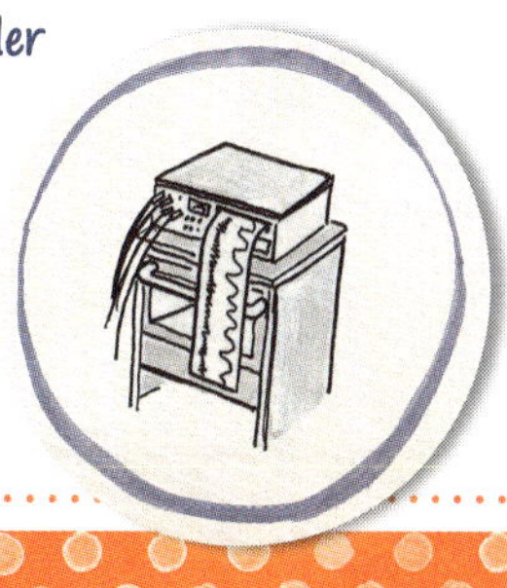

oder über die Klinikflure. Bewegung kann dazu beitragen, die Wehen regelmäßig und kräftig werden zu lassen.
Manchmal hilft aber auch eine **warme Dusche, eine Massage oder der Rückzug** in einen abgedunkelten, warmen Raum, damit dein Körper weiterarbeitet.
Viele Frauen mögen zwar in der Lage sein, ihr Baby zu gebären, während sie störenden Faktoren wie Aufnahmeprozeduren ausgesetzt sind, aber es ist viel wahrscheinlicher, dass ihnen dies trotz und nicht wegen dieser vermeintlichen Hilfe gelingt. Fühlst du dich während des Gebärens aufgeregt, ängstlich, ärgerlich, entmutigt oder gedemütigt, kommt es zu einem hohen Adrenalinspiegel und als Folge davon oft zu einem verzögerten Gebärverlauf oder einem Geburtsstillstand. Dabei handelt es sich um ein **angeborenes Schutzverhalten aller Säugetiere,** das seit der Steinzeit immer gleich geblieben ist. Stelle dir nur vor, dass die gebärende Frau während der Wehen von einem Raubtier überrascht wird. In diesem Falle ist es am besten, wenn die Wehen nachlassen, sodass die Mutter fliehen kann. Sobald sie aber an einem sicheren, ungestörten Ort ist, kann die Geburt wieder weitergehen und das Baby zur Welt kommen. Auch in uns sind dieselben Regelungen immer noch vorhanden. Wir tun also gut daran, uns für die Geburt eine sichere Umgebung zu suchen, in der wir uns geschützt und nicht beobachtet fühlen, um eine schnellere und leichtere Geburt zu erreichen.
Es ist in vielen Kliniken Routine, dass auch bei normalen komplikationslosen Geburten eine **Verweilkanüle in deine Armvene** gelegt wird. Durch diese können während oder nach der Geburt eventuell notwendige Medikamente schnell verabreicht werden. Eine gut liegende Kanüle schränkt deine Bewegungsfreiheit nicht ein und schmerzt auch nicht.
Die in den meisten Kliniken früher zum Aufnahmeritual gehörenden Einläufe zur Darmentleerung und die Rasur der

Schamhaare auch im Dammbereich sind zum Glück abgeschafft. Falls du dich zu Wehenbeginn aber verstopft fühlst, kann es für dich vielleicht angenehm sein, einen **Einlauf mit warmem Wasser** zu bekommen. Er kann dir helfen, deine Scheu vorm Pressen zu verlieren, da es durchaus normal ist, dass durch das Drücken von Köpfchen oder Po auf deinen Enddarm Stuhlgang unkontrolliert herausgedrückt wird. Der wird von Hebammen gerade in fester Form leicht zu entfernen sein, aber ich habe doch immer wieder besorgte Blicke von gebärenden Frauen gesehen, die sich etwas schämten deswegen. Sei bitte total unbesorgt: Alle Beteiligten werden bei der Geburt auf dich und dein Baby achten. Wirklich niemand wird anderen körperlichen Ausscheidungen in dieser Situation Aufmerksamkeit schenken!

Begleiterin bei der Geburt

Neben den von dir gewählten Begleitpersonen wirst du an allen Gebärorten von einer Hebamme unterstützt. In Deutschland besteht die Vorschrift, dass **zu jeder Geburt eine Hebamme** hinzugezogen werden muss. Sie begleitet dich durch alle Gebärphasen und bietet dir Unterstützungsmöglichkeiten an:

- Sie hilft dir beim Atmen, wenn du Schwierigkeiten damit hast.
- Sie schlägt verschiedene Gebärpositionen vor.
- Sie berät dich, wenn du Hilfe bei der Schmerzbewältigung wünschst.
- In der letzten Phase des Gebärens bleibt sie die ganze Zeit bei dir und unterstützt dich dabei, dein Baby so sanft wie möglich auf die Welt zu schieben.
- Wenn das Baby da ist, betreut die Hebamme die Geburt der Plazenta und hilft beim ersten Anlegen an die Brust.

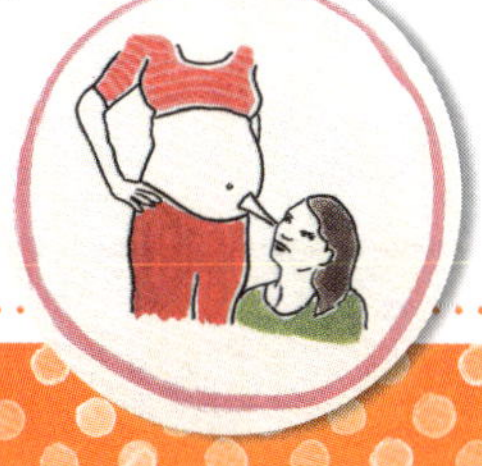

- Falls du oder dein Baby weitergehende Unterstützung benötigst, zieht die Hebamme eine Frauenärztin oder eine Kinderärztin hinzu. (In vielen Kliniken ist es die Regel, dass zu jeder Geburt eine Ärztin gerufen wird.)

Was hilft bei der Gebärarbeit?

Die Verkürzung des Gebärmutterhalses* sowie die beginnende Eröffnung des Muttermundes brauchen in der Regel die Arbeit einiger Stunden. In der ersten Zeit, in der sich dein Muttermund bis auf drei, vier Zentimeter öffnet, kannst du die **Wehenarbeit** deutlich spüren. Du wirst dich darauf konzentrieren müssen und betont ausatmen, um Spannung abgeben zu können.
Diese Zeit erleben die meisten gebärenden Frauen als gut erträgliche Phase. Manche können sogar ein wenig schlafen, wenn sie erschöpft sind. Die Wehen sind zwischen 30 und 50 Sekunden lang und kommen alle sechs bis zehn Minuten. Sie nehmen langsam an Intensität und Frequenz zu. Abhängig von der Tageszeit und deiner persönlichen Verfassung in diesem Moment kann in der Nacht Ruhe und Entspannung hilfreich sein. Wenn dies für dich aber nicht stimmig ist, wähle Aktivitäten, die dich nicht zu sehr erschöpfen, da noch ein Stück Gebärarbeit kommen wird. Diese erste Zeit verbringst du idealerweise noch zu Hause in deiner vertrauten Umgebung, mit Unterstützung deiner Geburtsbegleiter.

Sind die Wehen effektiv?

Lass dich bei der Einschätzung zum Erfolg der Wehen nicht durch die Häufigkeit, sondern durch **ihre Regelmäßigkeit und Stärke** leiten. Bei einem ersten Baby ist es natürlich schwer, die

Wehen richtig einzuschätzen, weil du noch keinen Vergleich hast. Sind deine Wehen lang und stark, wird deutlich mehr Öffnung des Muttermundes erreicht als bei sehr häufig kommenden, leichten Wehen. Achte darauf, ob du beim Reden innehalten und deine Position verändern musst, um mit der Wehe zurechtzukommen. Beginnst du bei einer Wehe zu schwitzen oder leicht zu zittern? Wenn diese Anzeichen fehlen, erfolgt die Öffnung des Muttermundes wahrscheinlich langsam. Aber das ist ja auch in Ordnung. Du musst schließlich keinen Wettkampf gewinnen, sondern dein Baby mit viel Geduld und immer wieder möglichen Ruhephasen zur Welt bringen.

Die **Beschwerden in dieser Zeit** entsprechen meist denen der Übungswehen: Rückenschmerzen, Krämpfe in den Beinen und den Hüften, Druck nach unten ins Becken, Ausfluss und leichte Blutung, vermehrtes Wasserlassen und fast durchfallartiger Stuhlgang gehören dazu. Auch Übelkeit und Erbrechen können auftreten. Hebammen werden all diese Beschwerden, die du so unangenehm und störend finden wirst, als Zeichen deuten, dass die Geburt gut vorangeht. Also wundere dich nicht, wenn du sogar für Schalen voll Erbrochenem gelobt wirst.

Es gibt Geburtsverläufe, bei denen diese Vorarbeit der Latenzphase sehr langsam voranschreitet. Ein Grund kann sein, dass dein Baby sich noch nicht in die optimale Lage begeben hat. **Die beste Position erreichen Babys,** wenn sie ihr Köpfchen so beugen, dass das Kinn Richtung Brust geneigt ist. Muttermund und Geburtskanal* müssen sich dann nicht so weit aufdehnen, da der Kopfumfang geringer ist als bei »erhobenem Haupt«. Diese Haltung macht immerhin zwei bis drei Zentimeter Unterschied! Um sich dem Beckenraum anzupassen, sollte dein Baby sich mit dem Kopf quer ins Becken legen, weil der Beckeneingangsraum queroval ist. Wenn die Geburt weiter voranschreitet und dein Baby tiefer in Richtung Beckenmitte geschoben wird, ist eine Drehung des Köpfchens hilfreich, bei der dein Baby dann in Richtung deines Rückens schaut. Weil deine Beckenmitte eine eher runde Form hat, passt sich das Baby mit einer Schraubbewegung optimal dem vorgegebenen Platz an.

Den Wehen auf die Sprünge helfen

Vielleicht sind deine Wehen aber auch noch nicht stark genug, um den Muttermund zu öffnen. Lass dich nicht hetzen. Nur, wenn du mit deiner Geduld am Ende bist, bitte um Unterstützung. In diesem Fall wird dir deine Hebamme **einige bewährte Methoden** anbieten, um die Wehen anzukurbeln. Als »alter Trick« wird zu einem **Einlauf** und einem **warmen Bad** geraten. Das Anregen der Darmperistaltik bewirkt eine äußere Massage der Gebärmutter. Das warme Wasser danach lässt die Hormone rascher zirkulieren. Die Wehen können sich dadurch verstärken. Darüber hinaus können persönlich auf dich zugeschnittene Unterstützungsangebote wie **Massagen** oder auch **Akupunktur** die Wehen stärker und effektiver werden lassen.

Wenn diese Methoden nicht fruchten, können die Wehen über eine Infusion in deine Vene mit synthetisch hergestellten Wehenhormonen (dem sogenannten »**Wehentropf**«) gefördert werden. Diese intravenöse Medikamentengabe muss immer durch eine Ärztin angeordnet werden und wird daher eher in Kliniken oder bei Praxisgeburten zum Einsatz kommen. (Lese hierzu auch ab Seite 77 weiter).

Die Verbindung zwischen Mund und Muttermund

Stell dir einmal vor, dass du für eine längere Sitzung auf die Toilette gehen musst. Zu Hause in deiner vertrauten Umgebung im abgeschlossenen Badezimmer und ohne Störungen ist

das kein Problem. Aber schon auf Reisen wirst du wahrscheinlich gemerkt haben, dass deine Verdauung sensibel reagiert. Und nun der gleiche Vorgang unter noch einmal verschärften Bedingungen: in einem unbekannten größeren Raum in einem Krankenhaus, umgeben von fremden Personen, die dir zuschauen und dir Anweisungen erteilen, ob so oder anders zu pressen sei, die dir Ratschläge zu deiner Körperhaltung und der besten Atemtechnik geben! Du bist als gebärende Frau mit den gleichen Hemmfaktoren wie bei einem Toilettengang konfrontiert. **Da hilft eigentlich nur das Lockerlassen!** Und weil der **Mund-** und Halsbereich in direkter Verbindung zum Muttermund steht, **kann hierbei deine Atmung ungemein helfen:**
Eine besonders gute Hilfe, den Mund nicht zu verkrampfen, ist es, **während der Wehen lange mit geöffnetem Mund auszuatmen.** Und wenn die Wehen sehr anstrengend werden, auch einen langgezogenen Ton wie ein tiefes »Aaaa« oder »Ooooo« beim Ausatmen zu probieren.
Hilfreich ist es auch, dass du dir während der Wehen vorstellst, dass du unendlich weit wirst und ganz viel Platz für dein Baby hast.

Die für dich passende Atmung finden

In dieser Anfangszeit wirst du eine Menge Zeit haben, um eine Atmung zu finden, die dir beim Verarbeiten der Wehen hilft. Vielleicht passt eine dieser Anregungen für dich:

- Versuche, durch die Nase ein- und durch den Mund auszuatmen!
- Begrüße jede Wehe mit einem kurzen Einatmen und einem langen Ausatmen. Verabschiede sie auf die gleiche Weise!
- Lasse deine Schultern bei jedem Ausatmen nach unten sinken. Versuche, Kiefer und Mund locker zu lassen und auf das Geräusch deines Atems zu hören!

- Denke an das Wort »Entspannung« und ziehe das Wort so auseinander, dass beim relativ kurzen Einatmen das »Ent-« und beim langen Ausatmen ein gedehntes »-spaaaaanuuu-ung« in deinem Kopf klingen! Sprich dies bei einem Atemzug laut mit! Du weißt dann, wie es sich anhören muss.

Positive Einstellung

Du wirst merken, dass deine Einstellung zur Gebärarbeit einen riesigen Einfluss darauf hat, wie gut du damit umgehen kannst. Je mehr du die Wehen annehmen kannst und positiv besetzt, desto leichter wirst du mit ihnen umgehen können. Versuche immer, auch bei den dich fordernden Wehen, dich daran zu erinnern. Probiere, ob einer der folgenden Sätze dir dabei als **stärkendes Motto** dienen kann:

- »Starke Wehen sind gute Wehen und helfen mir, da sie eine Menge Arbeit in Richtung Baby im Arm erledigen!«
- »Bei der Geburt gibt es nur eine feste Zahl von Wehen, und ich erledige gerade eine davon!«
- »Meine Wehen öffnen den Muttermund* langsam Stück für Stück, und das schafft Raum für mein Baby!«
- »Gerade muss ich mit dieser Wehe klarkommen, im Moment nur mit dieser, und jede davon bringt mich näher zu meinem Baby!«

Essen und Trinken nicht vergessen!

Iss bei deiner Wehenarbeit leichte Snacks, die gut zu verdauen sind. Zum Beispiel Toast mit Honig, Bananen, Früchteriegel oder Suppen. Das Gebären eines Babys ist harte Arbeit. **Dein Körper braucht dazu eine Menge Energie.** Studien haben gezeigt, dass die Erhaltung eines guten Energieniveaus den Gebärfortschritt fördert. Achte auf jeden Fall auch darauf, mindestens ein Glas Wasser jede Stunde zu trinken.

Die aktive, erste Phase des Gebärens

Moritz oder die Geschichte eines alltäglichen Wunders (Teil 2)

Bei der vaginalen Untersuchung wurde ein vier bis fünf Zentimeter eröffneter Muttermund getastet und ein Moritz, der mit seinem Köpfchen schon gut nach unten ins Becken drückte. Ein wunderbarer Befund, die aktive erste Phase des Gebärens hatte langsam begonnen – und ab nun durfte ich nur noch begleitende Mama sein. (Mit ein wenig Sorge vor der Person der betreuenden Hebamme im Gebärraum. Nach so vielen Jahren im Beruf wünschte ich mir so sehr eine kompetente Kollegin, deren Begleitung auch ich gutheißen könnte.)

Nach einer weiteren Stunde, gegen 2 Uhr am 13.10., wurde ein vorbereiteter Gebärraum für Simone und uns frei. Tja, und herein kam eine Kollegin, mit der ich vor vielen Jahren meine Hebammenausbildung gemacht hatte. Seit mehr als 37 Jahren hatte ich sie nicht mehr gesehen. Wir freuten uns beide sehr übereinander, und ab jetzt konnte ich wirklich von meiner Hebammenrolle loslassen. Es hätte keine bessere Person als Unterstützerin sein können – was für ein Glück!

Simone spürte natürlich meine Erleichterung und fasste sofort Vertrauen. Sie erzählte ihr von der Unmöglichkeit, für eine Herzton-Wehenüberwachung auf einem Bett zu liegen, und äußerte ihre Wünsche zur Geburt von Moritz (möglichst keinen Dammschnitt und keine Leitungsanästhesie* (PDA)). Bei jeder der Wehen, die inzwischen alle drei bis vier Minuten kamen, hockte sie sich hin oder lehnte sich auf das Gebärbett. Ihre Frage: »Mama, wie lange noch?« stellte sie nun häufiger, und sie brauchte jetzt die Hand ihres Partners und meine Hand als Gegendruck an ihrem Rücken, wenn eine weitere Wehe kam. Sie war sehr durstig, mochte aber nichts mehr essen.*

Gegen 3 Uhr ging sie, begleitet von meiner Kollegin, ins Bad in einen Nebenraum. Meine Kollegin wollte nach dem Toilettenbesuch auf einer niedrigeren Untersuchungsliege noch einmal die Eröffnung des Muttermundes tasten.

Als die beiden zurück in den Gebärraum kamen, waren sie blass, und Simone zitterte. Ich sah sofort das Blut zwischen ihren Beinen. Bei der vaginalen Untersuchung war es zu einer so starken Blutung gekommen, dass meine Kollegin nun eine kontinuierliche Überwachung der Herztöne von Moritz wünschte und nach der diensthabenden Ärztin rief. Sie legte

Simone eine Verweilkanüle (Braunüle) in den Unterarm, entnahm etwas Blut für Untersuchungen und beschloss eine weitere Abklärung der Blutungsursache mithilfe einer Ultraschalluntersuchung. Die Ärztin empfahl – ebenso wie meine Kollegin – die von Simone nicht gewünschte PDA zusätzlich zur nicht gewünschten Dauerüberwachung von Moritz' Herztönen. Sie hatte nicht wirklich die Ursache der Blutung finden können, aber Sorge um eine partielle Plazentalösung.

Simone hörte zu, nickte, stimmte den Vorschlägen zu, da kündigte sich schon die nächste starke Wehe an. Sie wünschte sich ab diesem Zeitpunkt Unterstützung gegen ihre Schmerzen und nutzte das angebotene Lachgas. Ich sah, dass sie ihre tiefe innere Ruhe verloren hatte und auch über die Menge des Blutes, das zum Glück nun etwas weniger stark aus ihr lief, beunruhigt war. Ich versuchte, ruhig zu bleiben, ihr beim Atmen zu helfen, und erzählte ihr immer wieder, dass die Herztöne von Moritz zeigten, dass es ihm sehr gut ginge und die Blutung deutlich nachgelassen hätte.

Das Anästhesie-Team kam rasch, und während des Aufklärungsgespräches platzte platschend die Fruchtblase. Es kam viel klares Fruchtwasser und keine weitere Blutung. Meine Kollegin bat darum, das Aufklärungsgespräch zur PDA unterbrechen zu dürfen, und schickte das Team vor die Tür, um Simone noch einmal vaginal zu untersuchen. Zu mir sagte sie bei der Untersuchung: »Der Muttermund ist sieben bis acht Zentimeter auf, und das Köpfchen drückt sehr stark. Das geht ohne PDA.« Danach erklärte sie Simone, was sie ihr nun vorschlagen würde, informierte die Ärztin, die meinte: »Macht mal!« – und bedankte sich beim vor der Tür wartenden Anästhesie-Team fürs Kommen.

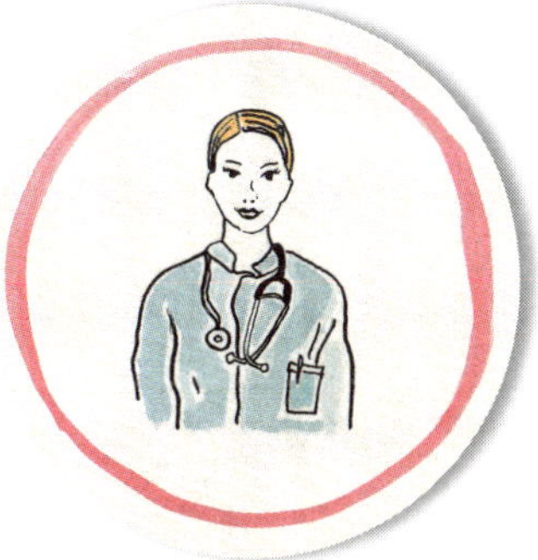

Was passiert nun mit dir und mit deinem Baby?

Deine Gebärmutter ist ein großartiges Organ, in dem dein Baby über neun Monate wachsen konnte und in dem es sich für das Leben nach seiner Geburt entwickelt hat. In der Schwangerschaft wächst die Gebärmutter um das 1000-fache ihrer ursprünglichen Größe, ihre äußerst kraftvolle Muskulatur lässt mit ihren Kontraktionen dein Baby zur Welt kommen. Das untere Ende dieses großen Muskels ist dein Gebärmutterhals, der während der Schwangerschaft dein Baby hält und vor Infektionen schützt. Durch die Kontraktionen (Wehen) wird die Öffnung des Gebärmutterhalses bewirkt und dein Baby ins Becken geschoben. Durch die Beckenräume schraubt es sich zum Beckenausgang hinunter.

Du kannst dabei helfen, indem du dich bewegst und es dadurch bei der notwendigen Drehung und beim Tiefertreten ins Becken unterstützt. Beim Voranschreiten des Gebärens ist eine **Drehung des Köpfchens** – oder des Popos bei einer Beckenendlage* – hilfreich, weil deine Beckenmitte eine eher runde Form hat. Die meisten Babys »wissen« das und passen sich mit einer Schraubbewegung optimal dem vorgegebenen Platz an. **Oft platzt die Fruchtblase** zu diesem Zeitpunkt oder spätestens bei **vollständig geöffnetem Muttermund*.**

Wenn das Köpfchen deines Babys nicht mehr vom Fruchtwasser abgepolstert ist, drücken die Schädelknochen direkt auf den Muttermund. Das bewirkt häufig eine raschere Öffnung, verursacht aber auch größeren Druck auf das Gewebe. Übelkeit und Erbrechen treten bei der Hälfte der gebärenden Frauen in dieser Phase auf. Deine medizinischen Begleiterinnen wissen nun, dass es gut vorangeht, weil auch dies ein Zeichen für den

Fortschritt ist. Zum Glück sind die Schädelknochen deines Babys noch nicht zusammengewachsen und auch weich genug, um sich beim Tiefertreten im Becken der Mutter übereinanderzuschieben. Eine wunderbare Hilfe für dich bei einem etwas kräftiger entwickelten Baby.

Die Kontraktionen arbeiten so lange, bis das Köpfchen oder der Po nicht mehr durch das Gewebe des Muttermundes beim Tiefertreten und Drehen des Babys durch das Becken aufgehalten werden können.

Wie und warum werden die Herztöne meines Babys überwacht?

Um beurteilen zu können, wie es deinem Baby auf seinem Geburtsweg geht, werden die Herztöne immer wieder beobachtet. Dazu gibt es **verschiedene Möglichkeiten:**

Bei außerklinischen Geburten wird hauptsächlich ein **Hörrohr** oder ein **Dopton*** zur Kontrolle der Herztöne eingesetzt. Das Dopton ist ein kleines Hand-Ultraschallgerät mit einem Lautsprecher, bei dem auch du die Herztöne deines Babys hören kannst. Seine Anwendung schränkt deine Bewegungsfreiheit nur minimal ein. Das Horchen nach den Babyherztönen geschieht alle 15 Minuten in der anfänglichen Phase und in der späteren Phase alle fünf Minuten beziehungsweise nach jeder Kontraktion. Da du bei einer außerklinischen Geburt meist die einzige zu betreuende Gebärende für deine Hebamme bist, wird sie weniger technische Hilfsmittel einsetzen, um über dein Befinden und das des Babys informiert zu sein.

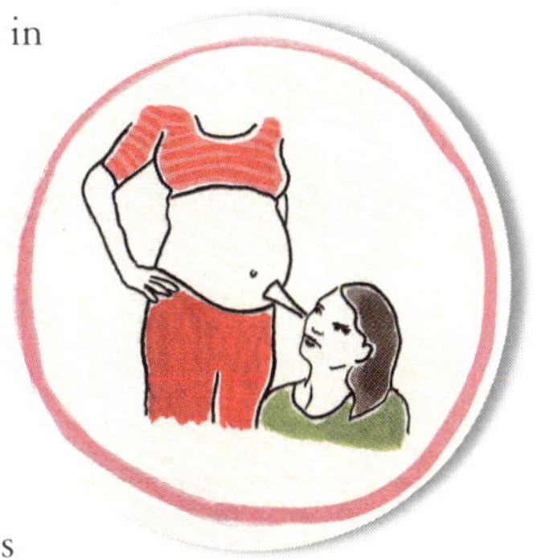

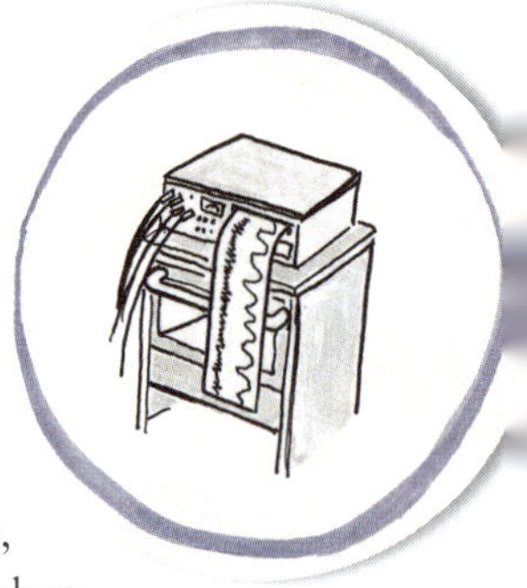

In Kliniken kommt meist ein **CTG,** das Herztöne und Wehen aufzeichnet, zum Einsatz. Dieses Gerät kann alle zwei Stunden für 30 Minuten oder kontinuierlich bis zur Geburt angelegt sein. Viele der Überwachungsgeräte mit ihren Dokumentationsmöglichkeiten sind vor allem notwendig, weil Hebammen in den meisten Krankenhäusern mehr als eine Gebärende gleichzeitig betreuen und den Kreißsaal vielleicht noch zwischendurch für Einsätze in der Schwangerenambulanz verlassen müssen.

Es ist üblich, in der ersten Gebärphase das CTG nur zeitweilig einzusetzen. In der späteren Phase werden die kindlichen Herztöne dann aber meist permanent kontrolliert. Je nach Gerät kann dieser Umstand deine Bewegungsfähigkeit während des Gebärens einschränken. Das Dauer-CTG sorgt dann für eine lückenlose Dokumentation der kindlichen Herztöne. Dies ist in heutigen Zeiten, in denen alle Geburtshelferinnen bei pathologischen Verläufen zunehmend rechtliche Schritte fürchten müssen, für sie von großer Bedeutung.

Es ist nicht international anerkannt, dass das CTG während des Gebärens einen Vorteil für das Baby oder den zu erwartenden Geburtsverlauf bietet. Die Anwendung dieser Technik ist über wenige bestimmte Indikationen hinaus in Fachkreisen umstritten.

Das Hören der Herztöne deines Babys mit Dopton oder Hörrohr erfordert deutlich mehr Anwesenheit und Dokumentation durch deine betreuende Hebamme. Und so ist deine **eingeschränkte Bewegungsfreiheit** nicht die Schuld des CTG-Gerätes, sondern die unseres Gesundheitssystems, das die persönliche und kontinuierliche Geburtsbegleitung einer Ge-

bärenden nicht für wichtig genug hält, um dafür eine entsprechende personelle Ausstattung zu finanzieren.
Die normale Herzfrequenz deines Babys liegt zwischen 110 und 150 Schlägen pro Minute. Ursachen für ein Absinken der Herzfrequenz können zum Beispiel eine gestörte Sauerstoffversorgung oder eine Nabelschnureinengung deines Babys sein, während kurzzeitige Erhöhungen eher auf Bewegungen und normale Anpassung an äußere und innere Belastungen schließen lassen. Wenn die Herzfrequenz mehr als zehn Minuten über 150 Schlägen pro Minute liegt, wird genauer überprüft, ob deine Temperatur vielleicht erhöht ist oder eine Infektion vorliegt.

Was hilft – Wissen, Vorstellungen, Positionen, Wasser, Massagen

Unterstützende Positionen

Du kannst den weiteren Fortschritt des Gebärens gut unterstützen, indem du verschiedene Positionen ausprobierst.

- Versuche, solange es dir damit gut geht, eine **möglichst aufrechte Position** einzunehmen. So hilft die Schwerkraft beim Tiefertreten des Babys und unterstützt damit das Öffnen des Muttermundes.
- Lasse dir bei der aufrechten Haltung ruhig ein wenig helfen, indem du dich an den Schultern deiner Begleitung festhältst.

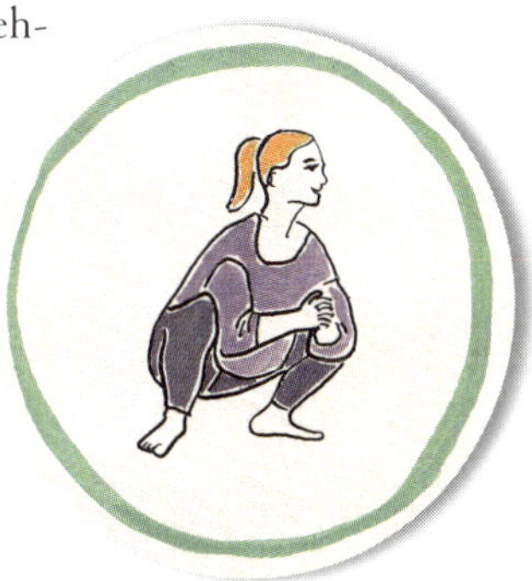

- **Halte dein Becken weit und geöffnet.** Das geht am besten, wenn du breitbeinig auf einem Stuhl, dem Schoß deiner Begleitung, einer Toilettenbrille, einem Gebärhocker oder einem großen Gymnastikball sitzt.
- **Vermeide es, dich in sitzender Position zurückzulehnen,** besonders dann, wenn deine Knie dadurch höher als deine Hüften stehen. Wenn du bei einer Hausgeburt in deinem Zuhause nur solche Sitzgelegenheiten hast, suche dir zwei möglichst feste Kissen und platziere eines hinter deinen Rücken und eines unter dir, damit deine Knie zumindest etwas niedriger als deine Hüfte stehen.
- Suche dir eine Position, in der du **nach vorn gelehnt stehen oder sitzen** kannst. Du kannst dich vornüber an eine Wand lehnen, an einem Regal oder Tisch abstützen oder dich rittlings auf einen Stuhl setzen. Polstere die Lehne mit einem Kissen. Auch das Knien vor einem Bett oder Sofa mit vornübergelehntem Oberkörper kann unterstützen.
- Wenn du **warmes Wasser** angenehm findest, knie dich in der Badewanne hin – oder sitze aufrecht auf einem Gymnastikball unter der Dusche.
- Laufe umher und lasse dein **Becken um das Köpfchen deines Babys kreisen.** Lege deine Lieblingsmusik auf und tanze, um dich im Becken nicht zu verkrampfen.
- **Wechsle so häufig wie möglich deine Position,** damit sich die Muskeln immer wieder entspannen können!

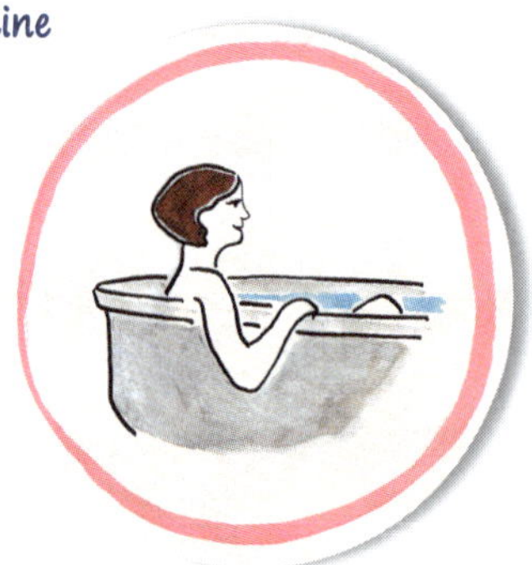

Fokussiere dich auf deinen Atem

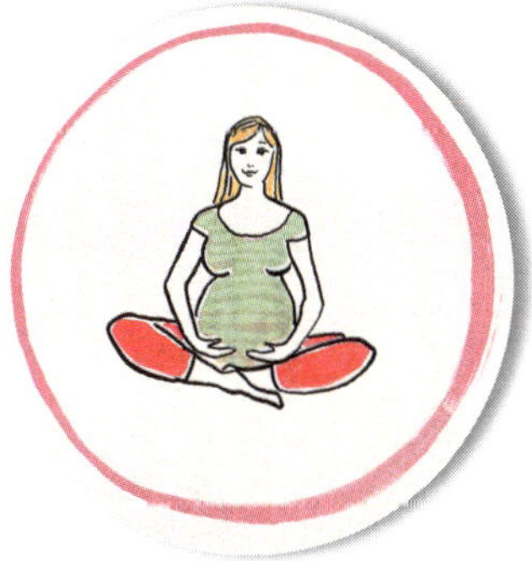

Da die Wehen in dieser Phase länger dauern, braucht die Muskulatur deiner Gebärmutter nun mehr Versorgung, um so effektiv wie möglich zu arbeiten. Für die gute Muskelarbeit im Körper wird **viel Sauerstoff** gebraucht, und so kann es hilfreich sein, dass du dich bei jeder Wehe auf deine Atmung konzentrierst. Du brauchst dafür **keine spezielle Technik oder ein besonderes Atemmuster.** Probiere einfach Folgendes aus:

- Versuche **auf dem Höhepunkt der Wehe häufiger und flacher** – und vielleicht sogar durch den Mund ein- und auszuatmen.
- Beim Abklingen der Wehe kannst du dann wieder durch die Nase ein- und durch den Mund ausatmen. Lasse deine **Schultern bei jedem Ausatmen nach unten sinken.**
- Versuche **Kiefer und Mund locker zu lassen** und auf das Geräusch deines Atems zu hören.
- Atme am Ende jeder Wehe **bewusst tief in den Bauch zu deinem Baby,** damit es gut mit Sauerstoff versorgt wird.
- **Lasse bewusst alle Spannungen los,** um dich in der Pause wirklich erholen zu können.
- In einer warmen **Badewanne** zu liegen oder auf einem **Gymnastikball** zu sitzen und sich bei jeder Wehe auf deine Atmung zu fokussieren, kann jetzt angenehm sein.

Wenn die Intensität nochmals zunimmt

Wenn die aktive Wehenarbeit voranschreitet und du die Wehen als zunehmend intensiv erlebst, wirst du merken, dass deine **ganze Konzentration nach innen** gehen muss, damit du dich zwischendurch noch einmal entspannen kannst. Wenn du deine intensive Gebärzone erreicht hast, ist es in vielen Fällen notwendig, dass du herumlaufen und **deine Position** weiterhin so oft wie möglich wechseln kannst, um Muskelverkrampfungen vorzubeugen. Du wirst außerdem mehr **schwitzen,** mit Übelkeit kämpfen und einen deutlich **schnelleren Herzschlag** haben. Denke ans **Trinken,** um nicht zu trocken zu werden, und sehr kalte Getränke oder Eiswürfel aus Fruchtsaft oder Traubenzuckerlösung in Wasser zu dir zu nehmen. Das wird dir helfen, bewusster und tiefer zu atmen.

Während den allermeisten Frauen die Konzentration und Fokussierung auf die Gebärarbeit guttut, gibt es auch einige Frauen, die Ablenkung wünschen. So bekam ich schon häufig bei meinen ersten Wochenbettbesuchen detailgetreue Berichte über Fernsehfilme, die bis zu den Presswehen geholfen hatten. In diesem Stadium nehmen Schmerzen und Müdigkeit oft zu, und gerne platzt dann auch noch die Fruchtblase. Nach dem Blasensprung höre ich von gebärenden Frauen oft die Aussage: »Der Sturm wird deutlich schlimmer.«

Ja, das ist ganz klar, weil das Köpfchen deines Babys nun nicht mehr vom Fruchtwasser abgepolstert ist. So drücken seine Schädelknochen auf den Muttermund und können dadurch größere Schmerzen verursachen. Gleichzeitig bewirkt dieser stärkere Druck aber auch eine raschere Öffnung des Muttermundes. Schaue, was dir in dieser Phase guttut. Halte deine Gefühle nicht zurück, und stöhne laut, wenn dir danach ist. **Bewege dich weiter, so viel es geht,** wenn dir danach sein sollte, und schaue, dass du jetzt nicht allein sein musst.

Top-Tipps für Partner und Partnerinnen

Du kannst deiner Partnerin die Arbeit zwar nicht abnehmen, aber es gibt hilfreiche Unterstützungsmöglichkeiten, die du ihr anbieten kannst. Motiviere sie dazu, dass sie zwischen den Wehen **ihre Position verändert,** und achte darauf, dass sie in aufrechter Position immer die Fußsohlen auf den Boden stellt und nicht nur mit den Zehen antippt. Wenn sie auf einem Stuhl oder Gymnastikball den Boden nicht ganz erreicht, ist es gut, Bücher oder Kissen unter die Füße zu legen, **damit sie den Kontakt zum Boden spürt.** Stütze ihren Rücken mit Kissen oder deiner warmen Hand und achte darauf, dass sie kein Hohlkreuz macht.

Lobe sie für lautes Tönen beim Ausatmen, wenn sie es gerne möchte, und helfe ihr, eher tiefe, offene Laute zu finden. Bei hohen Tönen geht ein Teil ihrer Energie in den Kopf, bei tiefen Tönen in den Bauch, wo sie bei der Gebärarbeit ja hingehört. Ein tief getöntes »Aaaaah« oder »Jaaaaa« unterstützt jetzt mehr als ein hoch getöntes »Neinneinnein«.

In den Wehenpausen kannst du versuchen, sie in einen entspannten Zustand zu begleiten. Dabei helfen wieder **lustige Geschichten,** bei denen sie lachen muss, oder die Beschreibung von schönen gemeinsamen Erlebnissen. Sage ihr immer wieder, wie tapfer sie ist, und lobe sie – das wird sie wirklich motivieren. Umarme sie zärtlich in den Wehenpausen und **halte ihre Hand** während einer Wehe.

Hier die weiteren Tipps für diese Phase

- **Bewege dich gemeinsam mit ihr** und schlage ihr ab und zu Positions- und Ortswechsel vor. Unternehmt bei einem schönen Außengelände ruhig einen kleinen Spaziergang, oder lauft auf dem Flur eures Gebärortes hin und her. Und selbst die Strecke von der Badewanne bis auf den Stuhl oder die Matte im Gebärraum bringt Bewegung!
- **Achte auf die warmen** Füße deiner Partnerin, da kalte Füße eine echte Wehenbremse sind. Biete ihr ein warmes Fußbad an oder

massiere ihr die Füße. Auch ein angewärmtes Handtuch, in das du sie einwickelst, wenn sie aus der Dusche oder Badewanne kommt, ist angenehm. Und denke an die helfende Hand beim Ein- und Aussteigen in und aus allen Bad- und Gebärraummöbeln.

- Eine **Wärmflasche auf dem schmerzenden Rücken und eine Massage** können angenehm sein, wenn sie Berührungen zulässt.
- Damit sie genug Kraft für die Wehenarbeit hat, biete ihr **Getränke und leichte Snacks** an!
- Wenn sie es gerne kuschelig mag, bringe ihr **Kissen, Decken, einen Gymnastikball,** oder spiele ihre **Lieblingsmusik** ab, wenn ihr das vorher so besprochen hattet!
- Da eine volle Harnblase das Baby daran hindert, tiefer ins Becken zu rutschen, erinnere sie alle zwei Stunden daran, zur **Toilette** zu gehen!
- Auch wenn hörbares Ausatmen hilft, den Kiefer bei den Wehen locker zu lassen, **versuche bloß nicht, mit einer gebärenden Frau gemeinsam zu atmen!** Ihr körperlicher Zustand ist ein vollkommen anderer als deiner, und du könntest dabei Kreislaufprobleme bekommen. Das sind in der Tat die einzigen Situationen, in denen ich beobachten konnte, dass Begleiter »aus den Latschen kippten«.
- Wenn du beobachtest, dass sie sich beim Atmen in der Wehe anspannt, die Schultern hochzieht, die Knie zusammengedrückt oder die Gesichtszüge schmerzverzerrt wirken, lege deine Hand auf die angespannte Stelle. **Erinnere sie daran, lange auszuatmen und zu entspannen.**

Sei einfach nur für sie da. Es ist nicht immer leicht, einfach nur da zu sein für einen Menschen, wenn drum herum so viel Aufregendes passiert. Fokussiere dich auf die Bedürfnisse deiner Partnerin und erfülle all ihre Bitten, höre ihr zu und lobe sie für ihre großartige Gebärarbeit.

Denke daran, dass, auch wenn du noch so sehr etwas Aktives zur Unterstützung tun möchtest, die Hälfte aller gebärenden Frauen bei der Geburt gar **nicht angefasst werden** wollen. Sie brauchen den Raum um sich herum, um ganz in ihrer Konzentration zu bleiben. Alle vorher im Geburtsvorbereitungskurs erlernten großartigen Massagen und Akupressuren sind nun verkehrt. Bleibe einfach gelassen und konzentriere dich auf deine »Hauptaufgaben« – einfach da zu sein und **ihren Raum um sie herum zu schützen!** Wenn sie plötzlich umschaltet und Halt wünscht, den Rücken massiert haben möchte oder Druck gegen ihr Kreuzbein oder andere Körperstellen braucht, kann dein Einsatz wieder stark gefragt sein. Gut ist es auf jeden Fall, ihr in der Wehenpause Getränke und den »bitte ganz kalten« Waschlappen zur Erfrischung zu besorgen. Wenn du dich emotional sehr hin und her geschüttelt fühlst, kann es dir helfen, wenn du dich an eigene Schmerzerfahrungen in deinem Leben erinnerst. Was hat dir in einer solchen Situation geholfen? Was hättest du dir als Unterstützung gewünscht, und könnte irgendetwas davon auch für die Gebärsituation passen?
Wichtig ist es als Begleitung, dass auch du daran denkst, **deine Kräfte zu erhalten** und gut einzuteilen. Also ist es wichtig für dich, zwischendurch zu essen und zu trinken. Vermeide verkrampfte Massagepositionen und bitte die professionelle Begleiterin, wie zum Beispiel die Hebamme, dich abzulösen, wenn du zu erschöpft bist! Falls du rauchen musst oder stark riechende Speisen zu dir genommen hast, musst du an ein Pfefferminzbonbon oder einen Kaugummi denken, da gebärende Frauen während der Wehen extrem geruchsempfindlich sind.

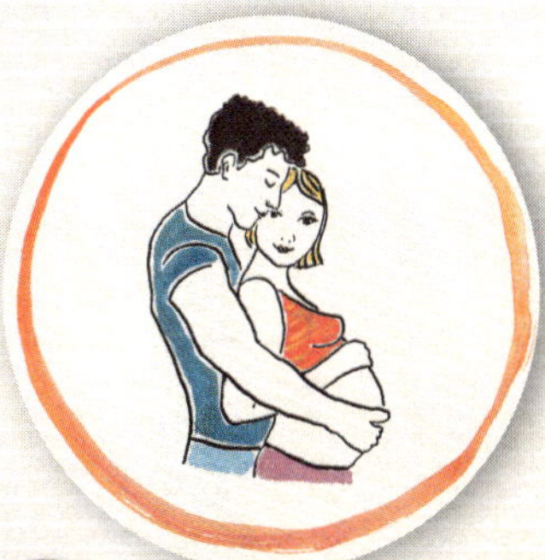

Wie mit dem Schmerz umgehen ...?

Warum nur diese Schmerzen?

Wahrscheinlich ersehnst auch du den Augenblick, in dem du dein Baby endlich im Arm halten kannst. Auf die vielen Stunden anhaltender Wehenarbeit beim Gebären freust du dich bestimmt weniger. Mach dir keine Sorgen, die starken Gebärschmerzen nicht durchhalten zu können – du hast viele bisher **unentdeckte Energien in dir,** die freigesetzt werden, und wenn du Hilfe brauchst, wird es Unterstützung geben! Es ist keine Schande, wenn du beim Gebären deines Babys schmerzerleichternde Maßnahmen in Anspruch nimmst. Viele gebärende Frauen fühlen sich unsicher und haben Angst vor den Schmerzen, woraus eine innere Anspannung entsteht, die den tatsächlichen Gebärschmerz noch verstärkt. Dabei ist **Schmerzempfinden etwas sehr Subjektives.** Die allermeisten Frauen beschreiben die natürliche Geburt als schmerzhaft. Rund zehn Prozent der Frauen gaben in Untersuchungen allerdings an, die Wehenarbeit nicht als schmerzhaft erlebt zu haben.

Du wirst auf jeden Fall ein Ziehen bei der Öffnung des Muttermundes spüren. Dein Gewebe hat das Baby so viele Monate wunderbar getragen, dass die nun vergleichsweise rasche Dehnung und Öffnung mit enormen Kräften verbunden ist. So beschreiben mir viele Frauen, dass sie beim Tiefertreten des Babys auch Zug und Druck in den Mutterbändern, der Vagina und dem Beckenboden* wahrnehmen, den sie als schmerzhaft erleben. Genauso kann der Druck auf Nervenenden und Gelenke im unteren Becken Schmerzen verursachen. Was für ein Glück,

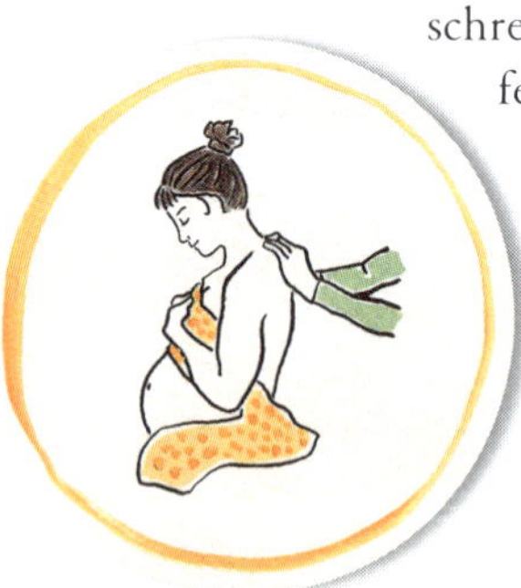

dass gleichzeitig eine **Ausschüttung von Glückshormonen** stattfindet, die dich und dein Baby vor zu starkem Schmerzempfinden bewahren kann und gleichzeitig auf die verliebte Babyzeit nach der Geburt vorbereitet.

Während des Gebärens kannst du den Wehenschmerz mithilfe von **Methoden** erträglicher machen, die Frauen seit Jahrtausenden praktiziert haben und die sich bewährt haben:

- Entspannung im Körper kann dir **warmes Wasser** bringen – am besten bei 37 bis 38 Grad. Probiere diese Unterstützung zur Schmerzlinderung entweder als Fußbad, als Dusche oder als Vollbad aus. Es wird nach circa 20 Minuten helfen können. Wenn du nicht ins Wasser möchtest, kann dir eine Wärmflasche, ein Kirschkernkissen oder auch wieder die warme Hand deiner Begleitung helfen.

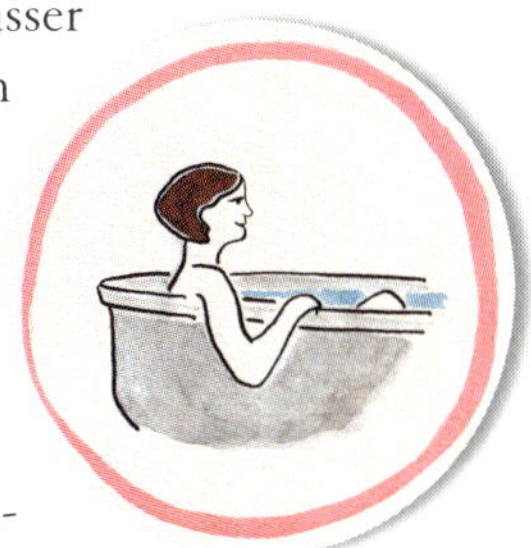

- Konzentriere dich auf **deine Atmung.** Durch eine gute Sauerstoffversorgung können deine Muskeln optimal arbeiten, und es fällt leichter, die Schmerzen anzunehmen.
- Wechsele immer wieder deine Position und **bewege dich viel.** Lass dir von deiner Hebamme Hinweise zu unterstützenden Haltungen für jede Gebärphase geben, die deinem Baby dabei helfen können, seinen Weg tiefer ins Becken zu finden.
- Wenn du Verkrampfungen aufgrund von Schmerzen wahrnimmst, bitte deine Hebamme oder deine Begleitperson um eine **entspannende Massage.** Dadurch können sich verkrampfte Muskeln lösen, und der Sauerstoff kann besser zirkulieren. Selbst bei der Wehenarbeit kann eine Massage schmerzlindernd wirken, und in der Wehenpause kann sie deine Laune bessern und die Entspannung fördern.

- Um Spannungszustände zu beseitigen, die den Gebärfortschritt behindern könnten, probiere die **Entspannungstechniken,** die du in der Schwangerschaft erlernt hast. Bekannt ist, dass ein weiches Gewebe und eine entspannte Muskulatur sich viel leichter öffnen und dehnen werden. So hast du eine gute Möglichkeit, dir bei starkem Schmerzempfinden selbst zu helfen.

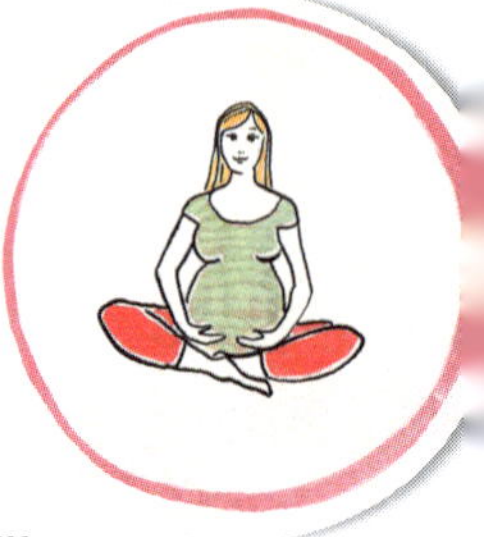

Wenn du aber merkst, dass dir all diese Methoden nicht mehr helfen, wenn du mit den Schmerzen nicht mehr zurechtkommst, können dir in einer Klinik **schmerzerleichternde Medikamente** zur Verfügung gestellt werden. Es ist gut, sich schon in der Schwangerschaft erkundigt zu haben, welche Möglichkeiten an deinem Gebärort angeboten werden.

Es geht nicht mehr ...!

Jede Frau hat ein anderes Schmerzempfinden, eine andere Toleranz, was »aushaltbar« ist. Du musst auch keinen falschen Ehrgeiz entwickeln: Die Geburt deines Babys ist kein Wettbewerb und soll in erster Linie ein schönes Erlebnis für dich sein. Manchmal kann es sogar für den Gebärverlauf sinnvoll sein, für Schmerzerleichterung zu sorgen. Dann nämlich, wenn die Schmerzen dich zu sehr verkrampfen lassen, wodurch es der Muttermund schwerer hat, sich zu öffnen.
Durch die Gabe von Medikamenten zur Schmerzerleichterung soll die **Angst-Spannungs-Schmerz-Spirale durchbrochen** werden, in die manche Frauen während des Gebärens geraten. Besonders bei sehr langwierigen Verläufen wünschen sich viele Frauen, dass die Schmerzen wirksam beseitigt werden.

Schmerzerleichterung – welche Möglichkeiten hast du?

Pro Gebärwanne

Warmes Wasser hat beim Gebären schon immer eine wichtige Rolle gespielt. Öfter habe ich erlebt, dass eine Frau bei ihrer aktiven Wehenarbeit und einer Muttermundöffnung ab fünf Zentimeter gar kein Bedürfnis verspürte, die Wanne wieder zu verlassen, und ihr Baby dort zur Welt brachte. Wenn dir warmes Wasser in deinem bisherigen Leben bei Anspannung und Schmerzen immer gutgetan hat, entscheidest du dich vielleicht für eine Geburt in der Gebärwanne.

Eine Wassergeburt ist für viele Frauen ein beglückendes Erlebnis. Heute gibt es spezielle große Wasserbecken, in denen du dich gut bewegen und auch verschiedene Positionen einnehmen kannst. In Geburtshäusern und Kliniken stehen Gebärwannen oft ganz selbstverständlich im Geburtsraum. Aber ich kenne auch die Variante, in der neben dem Gebärraum ein kleiner, gemütlicher Extraraum mit Gebärwanne existiert.

Diese Wannen in der Klinik oder in einem Geburtshaus haben wenig mit deiner Badewanne zu Hause gemein. Das Becken der Wanne muss so tief sein, dass das Wasser dir bis zur Brust reicht, und so die Auftriebskraft für die Geburt genutzt werden kann. Das Becken muss stabil sein, um ein Abstützen mit den Beinen oder ein Auflehnen mit den Armen auszuhalten, und die »Inneneinrichtung« besteht aus Schaumkissen und Anti-Rutschmatten. Der Zufluss des Wassers erfolgt von unten, sodass dich kein Wasserhahn stört oder dir Wasser ins Gesicht spritzt. Die meisten der Gebärwannen bieten die Möglichkeit, das Wasser wieder aufzuheizen. Die Temperatur im

Becken sollte nicht zu kalt, aber auch nicht zu heiß sein. Das Wasser hat normalerweise eine Temperatur zwischen 32 und 37 Grad Celsius. In diesem Rahmen kannst du nach deinem eigenen Wärmebedürfnis entscheiden.

Warmes Wasser ist sehr effektiv bei der Schmerzerleichterung. Nach ungefähr 20 Minuten wirkt es schmerzlindernd in der aktiven Wehenphase. Es hilft auch, sich zu entspannen und so den Wehenschmerz leichter zu bewältigen. Viele Frauen haben das Gefühl, dass die Gebärarbeit leichter vorangeht. Studien zeigten, dass der Blutdruck nach dem Eintauchen ins warme Wasser sinkt, der Muttermund sich rascher öffnet und das Baby sich schneller und tiefer ins Becken senkt. Die Beckenmuskulatur entspannt sich im Wasser, und der Spannungsschmerz der kleinen Schamlippen und des Dammgewebes beim Durchtritt des Babys bei der Geburt mildert sich.

Kliniken, die eine Gebärbadewanne besitzen, geben an, dass sich 30 bis 50 Prozent der werdenden Mütter diese Gebärvariante wünschen. Dein Baby wird bei der Geburt vom Fruchtwasser ins ähnlich warme Badewasser geboren und schwimmt, sanft von seiner Nabelschnur gezogen, wieder zu dir zurück. Der **Tauchreflex verhindert das Einatmen von Wasser.** Es wird seinen ersten Atemzug erst tun, wenn du es aus dem Wasser gehoben und warm zugedeckt hast. Die Herztöne deines Babys können auch in der Wanne überprüft werden. Beim Auftreten von Komplikationen wirst du aber gebeten, die Gebärwanne zu verlassen. **Wirklich einplanen kannst du eine Wassergeburt daher nicht.** Die Erfahrung hat gezeigt, dass bei Wassergeburten Dammschnitte seltener sind und dass der Blutverlust beim Ablösen der Plazenta geringer ist. Die Babys haben durchschnittlich bessere Apgar-Werte*.

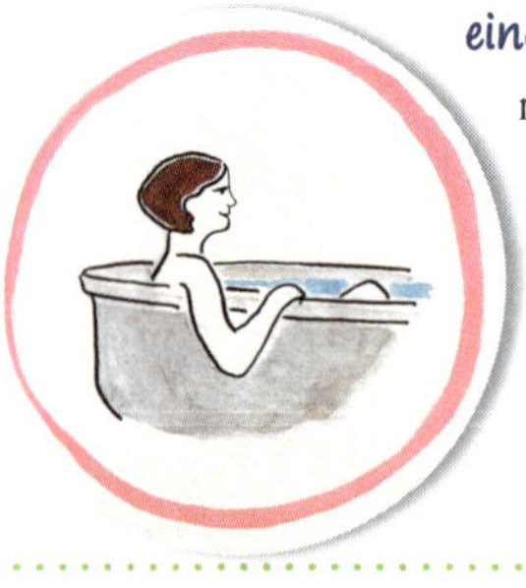

Kontra Gebärwanne

Grundsätzlich kannst du die Vorteile einer Wassergeburt nutzen, wenn es dem Kind gut geht. Die anfänglich herrschenden Vorbehalte gegen eine Wassergeburt konnten in Studien widerlegt werden. Beim Einhalten von Hygieneregeln besteht kein erhöhtes Infektionsrisiko. Aber plane eine Wassergeburt in der Klinik am besten nur dann, wenn deine Schwangerschaft bislang ohne Komplikationen verlaufen ist und diese auch nicht zu erwarten sind.

Gegner dieser Gebärvariante befürchten **Kreislaufprobleme bei der Mutter** aufgrund des warmen Wassers und sehen den nicht genau bestimmbaren Blutverlust als Gefahr an. Auch wird befürchtet, dass das Baby gleich nach der Geburt Wasser einatmen könnte. Der **natürliche Atemschutzreflex des Babys,** das immerhin bereits neun Monate im Wasser lebte, verhindert aber, dass Wasser in seine Lunge eindringen kann. Das Baby beginnt erst zu atmen, wenn sein Gesicht mit Luft in Kontakt kommt. Zusätzlich bekommt es durch die Nabelschnur von der Mutter Sauerstoff, so lange, bis diese auspulsiert ist. Das Baby zeigt durch Paddeln an, wenn es an die Luft will. Nur einem geschwächten Baby muss geholfen werden, damit es außerhalb des Wassers seinen ersten Atemzug machen kann oder die Unterstützung bekommt, die es dann braucht. Es sollte im Zweifelsfall mit der letzten Wehe aus dem Wasser gehoben werden.

Situationen, die gegen eine Wassergeburt sprechen

- Wenn du Blutungen in der Schwangerschaft hattest, die immer mal wieder aufgetreten sind.
- Die Steißlage/Beckenendlage* (BEL) deines Babys: Wenn deine Helferinnen bei der Geburt Schwierigkeiten darin sehen, dein Baby beim Passieren des Geburtskanals* im Wasser ausreichend gut beobachten zu können.

- Bei einer Periduralanästhesie* (PDA): Weil du durch die Betäubung eventuell Schwierigkeiten haben kannst, die Wanne selbstständig zu verlassen, falls es Komplikationen während der Geburt gibt.
- Bei der Geburt von Zwillingen.**
- Wenn dein Baby eine auffällige Herzfrequenz während der Geburt zeigt: Deine Helferinnen können dich und dein Baby in diesem Fall leichter außerhalb der Wanne unterstützen.
- Wenn du an Gestose, Fieber, Infekten, Herz- oder Nierenerkrankungen leidest.
- Bei einem Baby vor der 37. Schwangerschaftswoche.

** Unter bestimmten Umständen ist aber eine Wassergeburt auch dann möglich, wenn du gesunde Zwillinge erwartest, bereits einen oder mehrere Kaiserschnitte hattest, und auch, wenn sich dein Baby in einer Steißlage befindet. Dazu sind dann aber erfahrene Geburtshelfer notwendig.

Akupunktur und Globuli: Vor- und Nachteile

Bei allen Unterstützungsmethoden im klinischen und auch außerklinischen Alltag ist neben der Erfahrungsmedizin immer eine aktuelle wissenschaftliche Datenlage zu den verschiedenen zur Verfügung stehenden Behandlungsmethoden die wichtigste Grundlage. Dabei wird heute als maßgeblicher Standard die evidenzbasierte Medizin angesehen. Der Begriff Evidenz stammt aus dem Englischen (evidence) und bedeutet Beleg bzw. Beweis. In der Medizin bezeichnet Evidenz den durch Studien erbrachten Nachweis des Nutzens einer diagnostischen oder therapeutischen Aktion. Da viele gebärende Frauen beim Schmerzmanagement während des Gebärens gerne auf pharmakologische Methoden verzichten möchten und um komplementärmedizinische Alternativen bitten, wer-

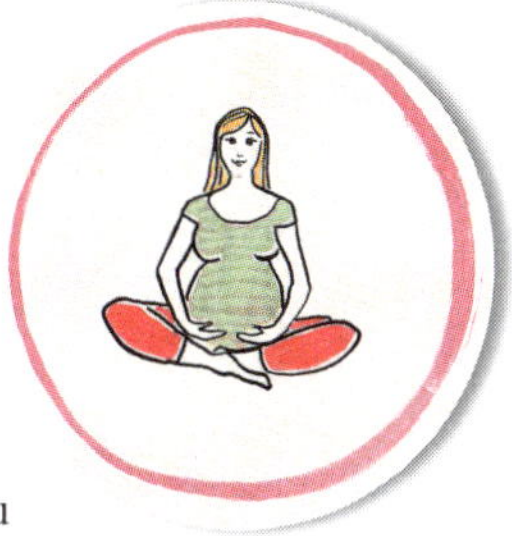

den auch Behandlungen wie Akupunktur und Homöopathie in Fachkreisen diskutiert und untersucht.

Akupunktur ist eine Therapieform der traditionellen chinesischen Medizin, bei der mit feinen Nadeln an bestimmten Punkten des Körpers in die Haut gestochen wird. Zu den Einsatzgebieten gehören auch Becken- und/oder unterer Rückenschmerz, also genau die richtigen Bereiche für Schmerzen bei Wehen. In Studien wurden Hinweise auf eine Wirksamkeit als **Vorteil** erkannt. Jedoch wird die Qualität der Nachweise als niedrig eingeschätzt. Insgesamt bestehen daher lediglich geringe Hinweise für einen Nutzen der klassischen Akupunktur.

Nach **Nachteilen** wurde ebenfalls geforscht, da es sich auch bei der Akupunktur um einen invasiven Eingriff handelt. Durch das Verbleiben der Nadeln für circa 20 Minuten an den Punkten ist für dich eine Einschränkung der Bewegungsfreiheit gegeben. Auch Rötungen und leichte Einblutungen können an der Einstichstelle auftreten, sind jedoch meist geringfügig.

Folgende Studienergebnisse gibt es zu den Vor- und Nachteilen der Homöopathie:

- Bei einer Reihe von Krankheiten helfen homöopathische Mittel (Globuli) nicht besser als Scheinmedikamente (Placebos). Auch um Frauen die Wehen beim Gebären zu erleichtern oder Wehen einzuleiten, eignen sich homöopathische Mittel offenbar nicht besser als Placebos.
- Es gibt zwar Studien, die Homöopathika eine gewisse Wirksamkeit bei manchen Krankheiten bescheinigen – doch diese Studien gelten als nicht solide und damit auch als nicht verlässlich.

Krampflösende Medikamente – Vor- und Nachteile

Wenn Massagen, Badewanne und komplementäre Methoden weidlich ausgenutzt wurden, können krampflösende Medikamente zum Einsatz kommen. Die gewünschte Wirkung und somit ein **Vorteil** ist ein Entspannen des Muttermundes und eine leichtere und schmerzfreie Öffnung vor allem in der frühen Latenzphase. Solch ein krampflösendes Medikament kann als Zäpfchen, Spritze oder Infusion eingesetzt werden.

Erwarte keine allzu starke Wirkung. Manchmal kann dir dieses Medikament jedoch noch einmal eine Mütze Schlaf bescheren und dich ausgeruhter in die aktive Phase des Gebärens gleiten lassen.

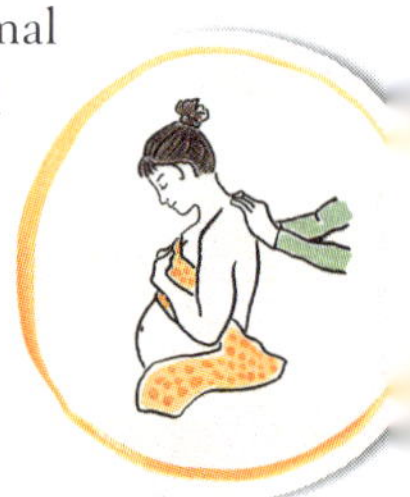

Als **Nachteile** können Mundtrockenheit und in ganz seltenen Fällen allergische Reaktionen auftreten.

Lachgas – Vor- und Nachteile

Diese Methode der Schmerzerleichterung ist **in Deutschland nicht sehr verbreitet,** während in Kanada, Australien, Finnland und Großbritannien Lachgas fast bei jeder zweiten gebärenden Frau eingesetzt wird.

Die Vorteile: Ein Gasgemisch, das aus 50 Prozent Lachgas und 50 Prozent Sauerstoff besteht, schaltet zwar den Gebärschmerz nicht vollständig aus, nimmt den Wehen aber die Spitze, sodass der Schmerz so stark gedämpft wird, dass sich die gebärende Frau gut auf das Bewältigen der Wehen konzentrieren kann. Positiv ist auch, dass die Frau bei der Benutzung von Lachgas wach und beweglich ist. Das Gasgemisch wird über eine Maske eingeatmet und kann von der gebärenden Frau durch ihre Atemtiefe selbst dosiert werden. Zusätzlich zur Schmerz-

linderung hat Lachgas eine Angst lösende und entspannende Wirkung.
Ein weiterer Vorteil ist, dass die Lachgas-Mischung auch noch in einem sehr vorangeschrittenen Gebärverlauf eingesetzt werden kann, nämlich dann, wenn es für eine PDA schon zu spät scheint. Die schmerzstillende Wirkung von Lachgas tritt bereits nach wenigen Atemzügen ein und erreicht nach zwei bis drei Minuten ihr Maximum. Sobald die gebärende Frau die Maske absetzt, klingt die Wirkung des Lachgases ab.
Eine Anästhesistin muss bei der Anwendung – im Gegensatz zur PDA – nicht gerufen werden. Auch Hebammen und Geburtshelferinnen sind zur Verabreichung von Lachgas befähigt.
Als Nachteile können Nebenwirkungen wie bei fast allen Medikamenten auch bei der Anwendung von Lachgas auftreten. In diesem Fall haben die gebärenden Frauen bei einer Unverträglichkeit mit Schwindel, Übelkeit und Erbrechen zu kämpfen. Allerdings können diese Nebenwirkungen nur während der tatsächlichen Verabreichung von Lachgas auftreten, da das Gas nach Entfernung der Maske innerhalb von wenigen Minuten abgeatmet wird.
Bedacht werden muss, dass Lachgas allein und vor allem über einen Zeitraum von mehreren Stunden nicht immer zur Betäubung ausreicht. In einer Studie, die 35 000 Anwendungen des Gases beobachtete, wurde der Betäubung aber eine gute Sicherheit bescheinigt. Allerdings formulierten es die Deutsche Gesellschaft für Anästhesiologie und Intensivmedizin (DGAI) und die Deutsche Gesellschaft für Gynäkologie und Geburtshilfe (DGGG) 2014 in einer Stellungnahme deutlich vorsichtiger: »Es kann derzeit nicht mit hinreichender Sicherheit ausgeschlossen werden, dass Lachgas das Potenzial hat, Mutter, Neugeborenes und Personal schädigen zu können.«

Opiate – Vor- und Nachteile

Manchmal müssen es auch die stärkeren, schmerzstillenden Medikamente sein, wie opioidhaltige Präparate. Diese haben eines als Vorteil gemeinsam: Sie können effektvoll Schmerzen während des Gebärens lindern und werden meist in der Eröffnungsphase eingesetzt, wenn die gebärenden Frauen den Wehenschmerz als sehr unangenehm empfinden. Die Mittel **wirken auf das zentrale Nervensystem** und dämpfen oder verändern das Schmerzempfinden im Gehirn, machen etwas müde und entspannt. Wenn der Wirkstoff mit einer schmerzausschaltenden Komponente kombiniert wird, können die gebärenden Frauen besser entspannen, und der Muttermund öffnet sich leichter.

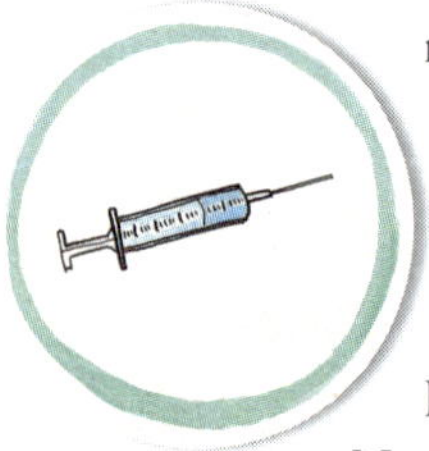

Gerade diese Entspannung kann einen Gebärfortschritt begünstigen, vor allem in der Phase der Muttermunderöffnung. Eine kurze Verschnaufpause ermöglicht dir vielleicht, neue Kraft für die weitere Gebärarbeit zu schöpfen. Nach intramuskulärer Spritze dauert es meist eine Stunde, bis die Wirkung voll eingetreten ist. Sie hält ungefähr zwei Stunden lang an. Nach frühestens vier Stunden darf das Opiat erneut gespritzt werden.

Während diese Zeitintervalle für dich keine besondere Rolle spielen, ist es für das Baby von großer Bedeutung, wenn das Mittel weniger als zwei bis vier Stunden vor der Geburt verabreicht wurde. Es besteht die Gefahr, dass der Atemantrieb bei deinem Baby gehemmt wird und Hilfe notwendig wird.

Vorteile sind also, dass bei einem sehr lang andauernden und schwierigen Gebärverlauf die Wirkung des Medikaments dir vielleicht etwas Ruhe verschaffen kann. Und dass du, wenn du sehr ängstlich bist, dich vielleicht leichter entspannen kannst, was beim Öffnen des Muttermundes hilfreich sein kann. Auch kannst du dich besser von deinem Schmerzempfinden distanzieren.

Nachteile für dich sind, dass dir bis zum Erbrechen schlecht werden kann oder du dich wie betrunken fühlen kannst. Vielleicht widerstrebt dir die veränderte Wahrnehmung und das Gefühl des Abgeschnittenseins vom Gebärgeschehen, das die Medikamente hervorrufen können.

Nachteile für dein Baby sind, dass es durch die Wirkung der Medikamente in den ersten Tagen nach der Geburt sehr schläfrig sein kann, oder es sogar den Atem unterstützende Maßnahmen nach der Geburt braucht, wenn das Medikament noch nicht genügend abgebaut wurde. Hier müssen die Geburtshelferinnen abschätzen, zu welchem Zeitpunkt im Gebärverlauf eine Gabe noch sinnvoll erscheint oder nicht.

Leitungsanästhesien* (PDA/Epidurale, Spinale) – Vor- und Nachteile

Wenn du den Wunsch hast, dass der Schmerz möglichst vollständig und über einen längeren Zeitraum unterbrochen werden soll, kommen Regional- oder Leitungsanästhesien wie die PDA (Periduralanästhesie*) – auch EDA (Epiduralanästhesie) genannt – oder die Spinale (Spinalanästhesie*) zum Einsatz.

Dabei wird die Hirnhaut, die auch die Rückenmarksnerven umgibt, über einen kleinen Schlauch (Katheter) am Rücken mit einem lokalen Betäubungsmittel umspült, sodass die **Rückenmarksnerven betäubt** werden. Der Idealfall ist die sogenannte »Walking PDA«, bei der die gebärende Frau noch mobil sein kann und dennoch keine Schmerzen empfindet. Da das Medikament in den Periduralraum eingebracht wird, gelangt es nicht in den Blutkreislauf der Mutter, und somit auch nicht zum Baby. Das Medikament, meist eine Mischung aus einem Opiat und einem lokalen Betäubungsmittel, kann über den Zugang im Rücken über den ganzen Gebärverlauf hindurch dosiert weitergegeben werden. Eine schmerzlindernde Wirkung tritt meist nach zehn bis zwanzig Minuten nach Gabe der Medikamente ein.

Wenn du schon im Vorfeld eine PDA/EDA in Betracht ziehst und diese frühzeitig wünschst, ist es sinnvoll, dies im Vorfeld in deiner Gebärklinik zu besprechen. Da in allen Kliniken **Aufklärungsbögen zu dieser Anästhesie** verteilt werden und du viele Fragen zu deiner Krankengeschichte vorher beantworten musst, und zudem noch die Gerinnungsfaktoren im Blut bestimmt werden, bevor eine PDA/EDA gelegt wird, kann eine Blutentnahme einige Tage vor dem errechneten Termin unnötige Wartezeit während des Gebärens vermeiden.

Die **Vorteile der PDA/EDA** liegen darin, dass du bei vollem Bewusstsein bist und dein Baby durch die Medikamente keine Probleme bekommt. Wird während der Geburt entschieden, dass dein Baby per Kaiserschnitt zur Welt kommen muss, kann über den bereits liegenden PDA/EDA-Katheter weiteres Narkosemittel gegeben werden und eine vollständige Betäubung des Bauchraums während der Operation erreicht werden. Auch nach dem Eingriff lässt sich der Wundschmerz durch weitere Benutzung des PDA/EDA-Katheters eindämmen.

Vor allem Frauen, die bereits sehr erschöpft waren, berichten mir, dass sie es als wunderbar empfunden haben, ausruhen und vielleicht sogar etwas schlafen zu können. Die schmerzbedingte Muskelanspannung im Gebärkanal löst sich oft unter dieser Anästhesie. Und das kann – besonders bei einem Geburtsstillstand – eine unterstützende Hilfe sein.

Ein **Nachteil für dich** ist ein Blutdruckabfall, auf den dann häufig auch das Baby mit einem Abfall der Herztöne reagiert. Allerdings lässt sich dem durch Gabe eines Medikaments leicht entgegenwirken.

Komplikationen können bei drei bis fünf Prozent der Fälle durch die Punktion am Rücken entstehen. Wird die Nadel zu weit vorgeschoben, kann Hirnwasser aus dem Rückenmarksraum herauslaufen. Zwar schließt sich diese Wunde langsam wieder, doch bis dahin leiden die Frauen unter starken Kopfschmerzen. Auch kann es durch Verletzung größerer Blutgefäße zu einem Hämatom kommen. Das passiert selten, ist aber eine unangenehme Komplikation, die behandelt werden muss. Die gesamte Geburt – besonders die Austreibungsphase – dauert mit solch einer Anästhesie länger, und es wird fast immer ein Wehentropf nötig, der deine Bewegungsfreiheit auch bei einer »Walking PDA/EDA« einschränkt. Deine Fähigkeit, selbstständig Wasser zu lassen, wird während der Betäubung gestört.
Manchmal wirkt die PDA/EDA auf beiden Seiten nicht gleich stark betäubend, sodass die Wehen vielleicht noch zu spüren sind. Auch ist die Toleranz gegenüber wieder auftretendem Wehenschmerz sehr stark gesenkt, wenn die Wirkung der PDA/EDA nachlässt. Die absolute Taubheit im Unterbauch wird manchmal als unangenehm empfunden und negativ verarbeitet.
Die **Nachteile für dein Baby** liegen darin, dass es häufig eine längere Geburt erlebt und deutlich häufiger mit einer Saugglocke auf die Welt geholt werden muss.
Die **Spinalanästhesie*** funktioniert ähnlich wie die PDA/EDA. Allerdings wird für diese Anästhesie eine kleinere Nadel verwendet, um das Betäubungsmittel direkt in den Liquorraum (Hohlraumsystem im zentralen Nervensystem, das das Hirnwasser produziert) an die Rückenmarksnerven zu geben. Anschließend wird die Nadel entfernt, ein Katheter bleibt nicht liegen. Von **Vorteil** ist, dass diese Form der Betäubung schneller wirkt als eine PDA/EDA. Aufgrund der guten und

schnellen Wirkung ist die Spinalanästhesie das Mittel der Wahl bei einem geplanten oder eiligen Kaiserschnitt. Da die Nadel bei der Spinalanästhesie kleiner ist als die bei der PDA, kommt es etwas seltener zu Komplikationen. Ein **Nachteil** ist, dass ab und zu Übelkeit auftritt und kein weiteres Betäubungsmittel als Regionalanästhesie nachgegeben werden kann, sodass die Schmerzlinderung zeitlich begrenzt ist.

Vollnarkose: Vor- und Nachteile

Vollnarkosen beziehungsweise richtige Intubationsnarkosen* werden in der Geburtshilfe nur in Notfallsituationen empfohlen, in denen keine Zeit zum Legen einer Leitungsanästhesie* bleibt. Sie können eingesetzt werden, wenn es dir oder deinem Baby plötzlich und unvorhergesehen schlecht geht. Das passiert aber zum Glück sehr selten! Falls du aber Angst vor einem bewussten, wenn auch schmerzfreien Erleben eines geplanten Kaiserschnitts haben solltest, sprich das bitte in deiner Klinik an. Es kann dann für dich der bessere Weg sein, eine Intubationsnarkose zu erhalten.

Der **Vorteil** dieser Narkose ist die umgehende Schmerzfreiheit bei der Kaiserschnittoperation in Notfallsituationen.

Ein **Nachteil** ist, dass Frauen, die unter einer Vollnarkose operiert werden, etwas mehr Blut verlieren, was aber Studien zufolge nie zu größeren Gesundheitsproblemen geführt hat; auch kann der erste Schrei oder Laut des Babys nicht gehört werden. Bei dieser Betäubung besteht eine sehr geringe Wahrscheinlichkeit, dass sich die Frau während der Vollnarkose übergibt und das Erbrochene in ihre Lunge gelangen könnte, was lebensgefährlich sein kann. Nach einer Operation unter Vollnarkose brauchen

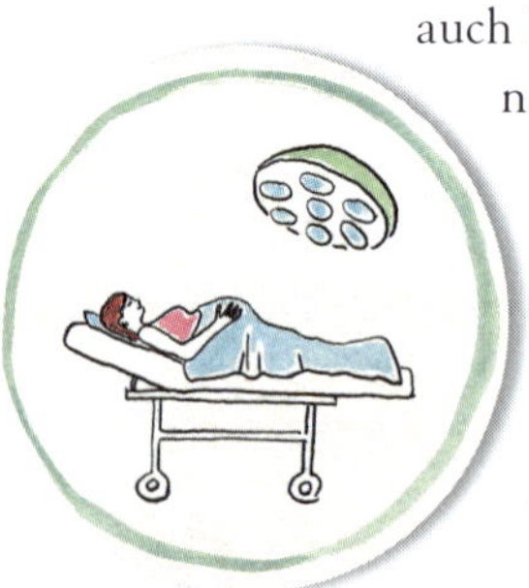

Frauen früher Schmerzmittel als nach einer Leitungsanästhesie. Die bei einer Vollnarkose eingesetzten Betäubungsmittel verlieren schneller ihre Wirkung als bei einer PDA/EDA oder Spinalanästhesie.

Nun schwirrt dir vielleicht der Kopf nach so vielen Vor- und Nachteilen der Schmerzerleichterung, und dabei hast du **ein geniales »Hilfsmittel« in deinem Körper,** das du selbst produzierst.

Deine Hormone helfen mit!

Da dein Körper bei der Gebärarbeit rhythmischer Arbeit ausgesetzt ist, werden ähnlich wie beim Ausdauersport Endorphine ausgeschüttet. Diese körpereigenen Morphin-Moleküle wirken stark schmerzstillend. Endorphine sorgen für ein Glücksgefühl, sind auch an der Regulation der Körpertemperatur beteiligt und machen – wie die von außen zugeführten Opiate – »high«. **Endorphine** werden auch als **natürliches Opium** bezeichnet. Im Fall der gebärenden Frau sorgen diese Hormone dafür, dass das Schmerzempfinden gedämpft wird, und bewirken – sofern du dich ganz der Gebärarbeit widmen kannst – einen **tranceähnlichen Zustand.**
In diesem Zustand kannst du über deine eigenen Grenzen gehen und dich vollständig öffnen. Auch dein Baby bekommt diese Endorphine über die Nabelschnur und erlebt die Geburt dadurch schmerzgedämpft. Sobald das Baby geboren ist, hört der Schmerzreiz auf, und du und dein Baby sind voll mit Endorphinen, was oft Ekstase und Euphorie hervorruft und beim Baby einen extremen Zustand der Wachheit erzeugt.

Was ist eine Übergangsphase und was tut dir dann gut?

Die Übergangsphase liegt am Ende der aktiven Eröffnung des Muttermundes und vor der sogenannten Austreibung des Babys. Diese Phase beginnt, wenn ein ungefähr acht bis neun Zentimeter weit geöffneter Muttermund erreicht ist, und sie endet, wenn der Muttermund kein Hindernis mehr für das Tiefertreten von Köpfchen oder Popo deines Babys ist. Du selbst wirst den Erfolg deiner Gebärarbeit daran beobachten können, dass du das Bedürfnis verspürst zu pressen. Wenn du und dein Baby so weit gekommen seid, lässt die Häufigkeit der Wehen oft nach, wogegen Stärke und Dauer ansteigen. Gerne treten die Wehen nun auch im Doppelpack auf, das heißt, die erste erreicht ihren Höhepunkt, ebbt nur etwas ab, um dann wieder an Intensität zuzunehmen, bevor sie ganz verschwindet. Um diese Zeit herum platzt die Fruchtblase recht häufig.

Viele Frauen erleben diese meist kürzeste Phase des Gebärens (dauert zwischen zwanzig Minuten und zwei Stunden) als eine »Wehenchaoszeit«. Allerdings beschreibt nur jede zweite aller Frauen nach der Geburt, dass sie diese turbulente und fordernde Zeit bewusst erlebt hat. Typische körperliche Zeichen sind das Zittern der Beine, Übelkeit und ein »Krankheitsgefühl«.

Die seelische Befindlichkeit äußert sich dann durch typische Aussagen wie: »Ich will sofort was gegen die Schmerzen!«, »Ich kann nicht mehr, helft mir und tut etwas!«, »Holt mir das Baby schnell heraus!«, »Ich will nach Hause!« oder auch »Mama!«. Halte dich nicht zurück mit der möglicherweise lautstark und sehr heftig geäußerten Gefühlsbefindlichkeit. Wie so oft kann sie dir den Umgang mit dieser Grenzerfahrung erleichtern.

Wenn auf deinem Geburtsplan der Wunsch steht, dass du ohne Schmerzmittelunterstützung gebären möchtest, kann die Übergangsphase die herausforderndste Phase für dich und deine Begleitung sein. Ja, natürlich kannst du auch jetzt noch um ein Schmerzmittel bitten, wenn du in einer Klinik bist. Das ist dein gutes Recht! Und auch meine Kolleginnen in der außerklinischen Arbeit haben ihre Tipps und Tricks, um dich in dieser Phase zu unterstützen. Aber denke daran – oder lass dich daran erinnern –, dass die Übergangsphase bedeutet, dass du es fast geschafft hast und du dein Baby bald im Arm halten wirst. Hilfreich in dieser Zeit ist es, dass am Ende dieser fordernden Phase die Wehen häufig pausieren und du und dein Baby sich ein wenig ausruhen und kleine Verschnaufpausen haben.

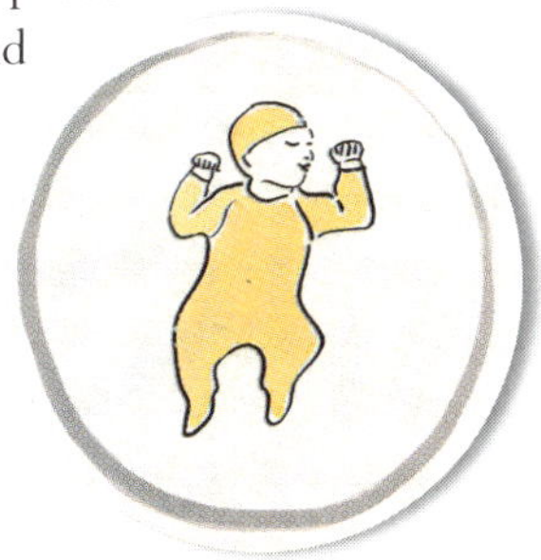

Antje, 24 Jahre, und Kim

Es drückte wahnsinnig nach unten. Immer wieder. Als wären die Wehen noch schwerer geworden. Zu kurz waren die Pausen dazwischen. Ganz schön quälend. Ich zitterte, meine Knie wackelten, und mir war nur noch schlecht. Ich wollte untersucht werden – wollte wissen, ob ich das noch lange aushalten muss. Dazu musste ich mich hinlegen und hörte, dass der Muttermund fast ganz geöffnet war. Was hieß fast?? Ich brauchte Kraft, trank eine halbe Flasche Saft, kotzte alles wieder aus und wollte mich auch nicht mehr umziehen, obwohl ich ein nasses Hemd trug. Ich jammerte, dass ich jetzt sofort was gegen die Schmerzen wollte, und empfand die Bemerkung meiner Hebamme: »Du hast es bald geschafft!« als eine riesige Frechheit. Das ging (im Nachhinein rekonstruiert) eine halbe Stunde so, dann platzte die Fruchtblase und die ersten Presswehen begannen. Nun war auch mir klar, dass sie Recht gehabt hatte, und ich freute mich darüber, endlich mein Baby auf die Welt zu schieben.

Wie dich deine Begleiter nun unterstützen können

Ja, auch für euch wird diese Phase anstrengend sein. Stellt euch innerlich darauf ein, angeschrien zu werden und blaue Flecken an Händen oder Armen zu bekommen, weil diese so sehr gedrückt werden müssen. Auch wenn gerade noch die Wärmflasche oder die Fußmassage in der Wehenpause die beste Unterstützung gewesen sind, wird jetzt vielleicht ein Riesenfreiraum gebraucht, der unsanft von der gebärenden Frau verteidigt wird. Nehmt es nicht persönlich, Höflichkeit ist für eure Liebste nun keine Variante des Ausdrucks mehr.

Das baut euch vielleicht auf: Das Ende naht, und ihr werdet wirklich gebraucht, weil menschliche Zuwendung oft das Einzige ist, was noch zur Unterstützung angeboten werden kann. Bringt ihr zur Erfrischung kühle Getränke, Eiswürfel, einen kalten Waschlappen oder auch einen warmen Tee und eine Wärmflasche, wenn es heiß sein soll. Motiviert sie zum Positionswechseln und lobt sie für jede Aktion. Hilfreich sind jetzt kniende Positionen mit Halten am Seil oder mit Zug der Hände in Brusthöhe; auch die sogenannte Hirtenposition mit Druck der Hände auf das angestellte Knie kann angenehm sein.

Erinnert sie immer wieder daran, dass es nach dieser Übergangsphase – also sehr bald – ein Baby geben wird, dass in ihren Armen liegen wird. Stellt euch vor: Das vergessen wirklich viele der Frauen in dieser Phase – ist mir selbst so gegangen! Wenn eure Partnerin oder Freundin sehr nach innen gekehrt ist, schützt ihre Gebärkomfortzone. Es ist eure Aufgabe, sie dort zu lassen und zu wissen, dass ihr den Kontakt zur Hebamme halten musst. Seid Vermittler aller Wünsche und Informationen. Ihr könnt eurer Partnerin von einem Gespräch auch in einer Wehenpause berichten. Falls Hebammen und Ärztinnen direkten Kontakt zu ihr wünschen, bittet darum, so lange zu warten, bis eure Partnerin ihre Wehe bewältigt hat.

Die zweite Phase des Gebärens – das Ziel vor Augen!

Hast du die letzten Zentimeter der Eröffnung des Muttermundes geschafft, beginnt die zweite Phase des Gebärens. In dieser **Austreibungsphase** schiebst du dein Baby durch die Vagina, bis es ganz geschlüpft ist. Wenn der Muttermund vollständig geöffnet ist und das Baby nach unten geschoben wird, spürst du einen langsam ansteigenden Druck des Köpfchens zwischen deinen Beinen, der sich immer weiter steigert und durch den du gegen Ende dein **Verlangen zu pressen** nicht mehr zurückhalten kannst.

Und je tiefer dein Baby geschoben wird, desto stärker wird der Druck in Richtung Anus für dich spürbar. Deine Hebamme wird aufhorchen, wenn du in dieser Phase der Geburt sagst, dass du zur Toilette gehen musst. Wundere dich dann nicht über indiskrete Fragen dazu. Wenn du mit »Stuhlgang!!« antwortest, wird deine Hebamme dich genau dahingehend beobachten, ob dieser Druck auf den Enddarm durch dein Baby entsteht. Dein Baby braucht den Platz des leeren Enddarms, um leichter schlüpfen zu können. Und du weißt ja: Wenn ein wenig Stuhlgang unkontrolliert austritt, halte ihn nicht zurück! Deine Hebamme wird den Stuhl beseitigen, und es wird niemand auf etwas anderes achten als auf die spannende Geburt deines Babys.

Hilf ruhig ein wenig mit und **höre auf deinen Körper,** indem du ein wenig mitschiebst, wenn du dieses Pressgefühl so stark wahrnimmst. Bei jedem Mitschieben wird sich dein Baby ein Stückchen weiter in deinem Becken in Richtung Beckenausgang voranbewegen. Und wundere dich nicht, wenn es am Ende der Wehe wieder ein Stückchen zurückrutscht. Es ist der Endspurt, verzweifle in dieser Phase nicht. Es ist okay, dass dein Baby sich auch jetzt ein wenig Zeit nimmt und die Vagina langsam aufdehnt.

Wenn es ganz unten am Beckenboden* angekommen ist, wirst du wahrscheinlich ein heißes und stechendes Gefühl spüren.

Das entsteht dadurch, dass sich deine Vagina um das Köpfchen des Babys spannt. Bei einer ersten Geburt kann die Austreibungsphase insgesamt mehrere Stunden dauern. Wenn du schon einmal ein Baby vaginal zur Welt gebracht hast, braucht die Austreibungsphase deutlich weniger Zeit – manchmal nur zehn bis zwanzig Minuten.

Sobald das Köpfchen deines Babys zwischen den Schamlippen zu sehen ist und es nicht mehr in der Wehenpause zurückrutscht, wird deine Hebamme dich bitten, nicht mehr aktiv mitzuschieben, sondern deine Gebärmutter die Arbeit machen zu lassen. Für das **schonende Aufdehnen deines Dammgewebes** kann es hilfreich sein, während der nächsten Wehen zu hecheln. Dazu wird die Hebamme dich auffordern, wenn sie es als sinnvoll erachtet. Andere Kolleginnen begleiten diese Phase mit Massagen und warmen Kompressen am Dammgewebe. Dies kann für ein sanftes und langsames Öffnen sorgen und soll helfen, die Wahrscheinlichkeit eines Dammrisses zu verringern.

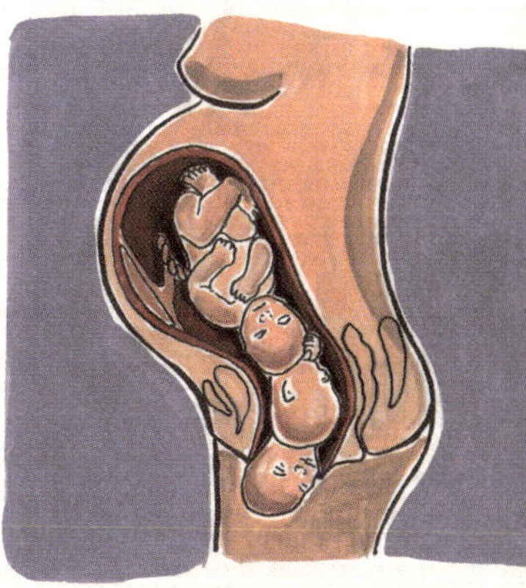

Die Kopfhaut deines Babys wird in dieser Phase zwischen den Schamlippen in Falten gelegt sichtbar sein. Erschrecke dich nicht darüber, falls du gerade dann nach dem Köpfchen tastest. Die Haut wird einfach kurz vorm Schlüpfen so zusammengeschoben, dass sie sich so faltig anfühlt. Sobald das Köpfchen oder der Po geboren sind, nimmst du vielleicht die Drehung deines Babys wahr, das sich mit seinen Schultern durch die Beckenräume schrauben muss. Zuerst werden unter dem Schambein die

Schulter oder bei einer Beckenendlage die Hüfte und dann die Beinchen zu sehen sein. Bei einer Schädellage* rutscht dann etwas langsamer die hintere Schulter über den Damm, und der restliche Körper folgt mit einem Schwall Fruchtwasser. Bei einer Geburt aus einer Beckenendlage*, also mit dem Popo zuerst, folgen Bäuchlein, Brustkorb und zuletzt der Kopf.

Geburt aus Beckenendlage*

Wenn dein Baby am errechneten Termin in einer Beckenendlage liegt, gehört es zu den wenigen drei bis vier Prozent, die sich diese Position gewählt haben. Die Kleinen legen sich dann entweder nur mit ihrem Po, Po und Füßen oder mit ihren Knien zuerst ins Becken. Hilfreich für dich werden dann Informations- und Beratungsgespräche über die Vor- und Nachteile von vaginalen Geburten und Kaiserschnittgeburten sein, um den für dich richtigen Weg hinsichtlich der Gebärvariante zu finden. Wenn du dir eine natürliche Geburt wünschst, darfst du dies ruhig äußern! Erkundige dich nach speziell ausgerichteten Kliniken, die eine hohe Geburtenrate und damit mehr Erfahrung bei Geburten aus Beckenendlage haben. Leider ist dieses Wissen nicht mehr überall vorhanden, da in den letzten 40 Jahren Babys in dieser Lage meist mithilfe eines Kaiserschnitts zur Welt gebracht wurden. Deine Hebamme oder Frauenärztin können dir aber mit Sicherheit die Kliniken mit der entsprechenden Expertise nennen.

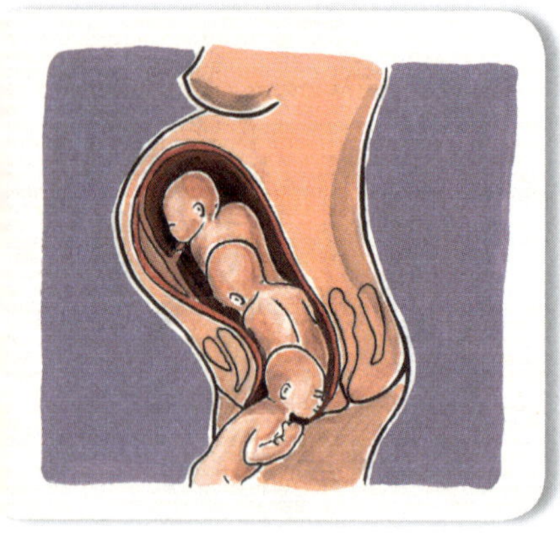

Merle, 32 Jahre, und Rosa

Am Ende der Schwangerschaft wurde die Zeit doch ziemlich knapp. Bei der Untersuchung in der 37. Woche saß das Baby von Merle noch immer aufrecht in ihrem Bauch und drückte mit seinem Köpfchen auf ihre Leber. Alle Versuche – vom ärztlichen Wendungsversuch in der 38. Schwangerschaftswoche bis zu den Moxabehandlungen – ließen die Kleine völlig unbeeindruckt. Allerdings hatte die herunterfallende Moxa-Asche ein kleines Loch in den Teppich gefressen ... Sie war also nicht unbeeindruckt – bis heute, sagte sie mir.*

Nach allen vergeblichen Versuchen wurde es für Merle Zeit, sich gedanklich mit den Alternativen für die Geburt ihres Babys zu beschäftigen. Keine der beiden zur Auswahl stehenden Optionen, sowohl die vaginale Beckenendlagengeburt als auch der Kaiserschnitt, behagte ihr besonders. Am Ende folgte Merle dann doch der vielleicht nicht mehr ganz zeitgemäßen Empfehlung ihres Arztes und brachte ihre gesunde Tochter per Kaiserschnitt auf die Welt – ohne echte Komplikationen, aber doch mit starker Übelkeit während und nach der Operation durch die Spinalanästhesie. Nach der Kaiserschnittgeburt musste sich Merle mehrere Monate lang regenerieren und teilte mir nach sechs Monaten ihr Resümee mit: Es sei ja wohl Rosas Wunsch gewesen, so zu kommen – aber sie habe eine Erfahrung gemacht, nach der sie über die Wunschkaiserschnitte* von Hollywoodstars nur noch den Kopf schütteln könne.*

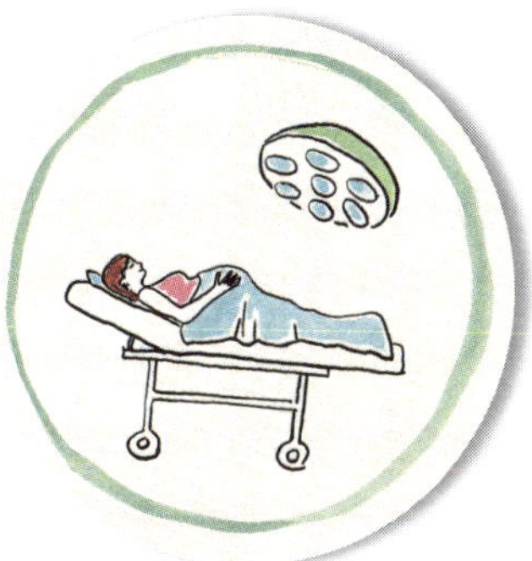

Was hilft – Wissen, Vorstellungen, Positionen, Wasser, Massagen

Da sich gegen Ende der Schwangerschaft durch deine Hormonproduktion die Bänder und Knorpel der Beckengelenke aufgelockert haben, wird dein Becken beweglicher. Während des Gebärens können deinem Baby verschiedene Positionen, die du einnimmst, den Weg auf die Welt erleichtern. Sie können den Durchmesser des Beckens vergrößern und dadurch helfen, dass es leichter durch den Geburtskanal schlüpfen kann. Außerdem kannst du durch Bewegungen und die geeigneten Gebärpositionen deine Schmerzen etwas lindern und dir das Gebären dadurch erleichtern.

Wenn du dich fragst, welche Position denn nun die richtige sein soll, **folge deinem Instinkt** und bewege dich frei, denn dein Körper spürt, welche Position zum jeweiligen Zeitpunkt des Gebärens am besten geeignet ist. Außerdem wird deine Hebamme dir – wenn du wirklich nicht mehr weiterweißt – mit Sicherheit Tipps dazu geben können, wie du zu einer unterstützenden Gebärhaltung im Zusammenspiel mit deinen Muskeln und dem Tiefertreten des Babys kommen kannst. Dabei wird keine der Positionen für alle Gebärphasen oder für lange Zeit optimal sein können. Bewege dich einfach viel, **probiere verschiedene Stellungen aus** und verharre vor allem nicht in einer Position, wenn länger kein Fortschritt beobachtet wird.

Am Anfang der Gebärarbeit, wenn sich das Köpfchen oder der Po mit seinem quer-ovalen Durchmesser ins kleine Becken schiebt, hilft eine aufrechte Position oder eine halbaufrechte Position, in der dein Oberkörper leicht nach vorn gebeugt ist und du dein Becken frei bewegen kannst.

Hilfreiche aufrechte Positionen

Eine aufrechte Position hat viele Vorteile, weil sie bei seltenen oder schwachen Wehen oder bei einem Gebärstillstand den Prozess anregen kann. **Ich empfehle das Stehen, Knien, das aufrechte und vornübergebeugte Sitzen und das Hocken.**

Positiv ist, dass sich durch die Muskelspannung in einer aufrechten Position der Druck im Bauchraum erhöht und die Bauchpresse, also das Zusammenziehen der Bauchmuskeln, um das Baby herauszuschieben, verstärkt wird. Außerdem wird in aufrechter Position die **Sauerstoffversorgung für dein Baby besser gewährleistet,** weil du aufrecht mehr Lungenvolumen hast und besser atmen kannst. Die Beweglichkeit deines Beckens hat einen weiteren Vorteil: Du kannst durch **Beckenkreisen oder -schaukeln** den Wehenschmerz aktiv verarbeiten, Rückenschmerzen lindern und eine Position für die Geburt finden, in der du am besten dein Baby in die Welt hinausschieben kannst.

Bei einer aufrechten Haltung ist auch eher mit einer aktiven Grundstimmung zu rechnen, während passives Auf-dem-Rücken-Liegen dir das Gefühl geben kann, hilflos und ausgeliefert zu sein. Je nachdem, wie die Ausstattung an deinem Gebärort ist, kannst du auf einem Gebärhocker oder in einer Gebärbadewanne in einer aufrechten Position sitzen und dein Baby zur Welt schieben.

Im **Stehen** nützt du die Schwerkraft und vergrößerst den Beckeneingangsraum im Vergleich zur Rückenlage. Halte dich dabei an einem Seil oder einer Sprossenwand oder auch an deiner Begleitung fest.

Knien kann dir guttun, wenn die stehende Position zu anstrengend ist und du vielleicht gerne massiert werden möchtest. Auch hier förderst du die Wehenarbeit und nützt die Schwerkraft. In einer Gebärbadewanne, umgeben von war-

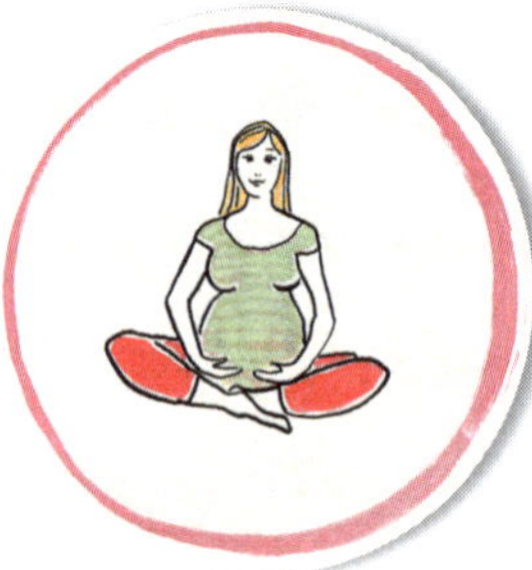

mem Wasser, findest du vielleicht eine angenehme Haltung, vor allen Dingen, wenn du starke Rückenschmerzen hast.

Das **aufrechte Sitzen** unterstützt das Tiefertreten des Köpfchens deines Babys. Stütze deinen Rücken gut, um aufrecht sitzen zu können, und lasse die Knie leicht auseinanderfallen. Diese Position ist bestens geeignet zum Beckenkreisen oder -schaukeln auf einem Gymnastikball. Wenn du sehr erschöpft bist, nach einer PDA oder bei Dauerüberwachung am CTG, ist dies eine geeignete Haltung.

Beim **vornübergebeugten Sitzen** wirkt die Schwerkraft wieder verstärkt aufs Baby. Dein Becken ist gut beweglich, dein Schultergürtel ist stabilisiert und kann entspannt abgelegt werden. Hilfreich ist diese Position bei Rückenschmerzen und schnell aufeinander folgenden Wehen bei einem sich langsam öffnenden Muttermund. Sie ist daher auch gut geeignet zum Ausruhen. Außerdem entspannt die Haltung den Damm und den Beckenboden, wenn dir das Sitzen auf der Toilette angenehm vorkommt. Diese Position funktioniert auch prima mit dem hochgestellten Kopfteil eines Bettes, über das du vom Kopfende des Bettes aus Oberkörper und Arme legen kannst.

Die **Hocke** wählen viele Frauen in der Austreibungsphase. Es kann dir guttun, die Wärme und den Halt durch eine begleitende Person zu spüren, die auf einem Stuhl hinter dir sitzt und dich stützt. Die Schwerkraft unterstützt dich, der Beckenboden dehnt sich leichter, der Beckenausgang vergrößert sich um bis zu 2 cm, und dein

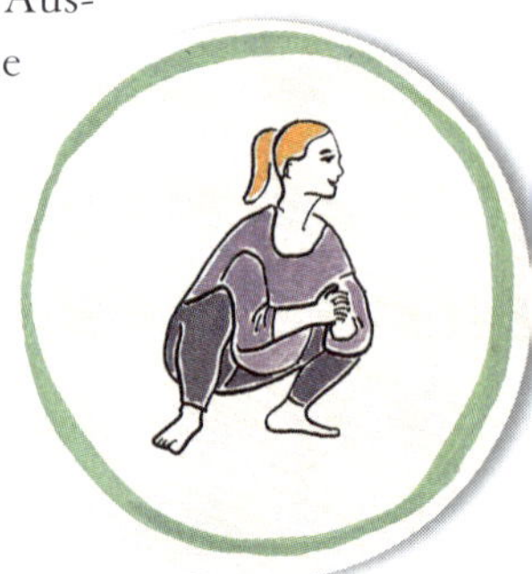

Baby wird in Richtung Beckenausgang geschoben. Du brauchst weniger Kraft zum Pressen, als es in einer liegenden Position notwendig wäre.

Empfehlenswerte Positionen in späteren Phasen

In **späteren Phasen** helfen die **Seitenlage** oder der **Vierfüßlerstand,** damit du deine Beckenmitte und den Beckenausgang für die Geburt des Babys entspannen kannst.

Wähle die **Seitenlage**, wenn dir diese Position angenehm erscheint. Sie ist hilfreich bei Erschöpfung und nach einer PDA, wenn du schmerzhafte Hämorrhoiden hast, oder auch bei einer sehr raschen Gebärarbeit, um das Tempo etwas zu reduzieren. Lege dich auf die Seite des Rückens deines Babys, um es beim Eindrehen des Köpfchens ins Becken zu unterstützen. Deine Begleiter oder deine Hebamme können dir helfen, dein Bein zu halten, wenn sich das hilfreich anfühlt. Diese Position vermeidet den Druck aufs Kreuzbein und auf den Damm und kann dadurch einen Dammriss unwahrscheinlicher machen.

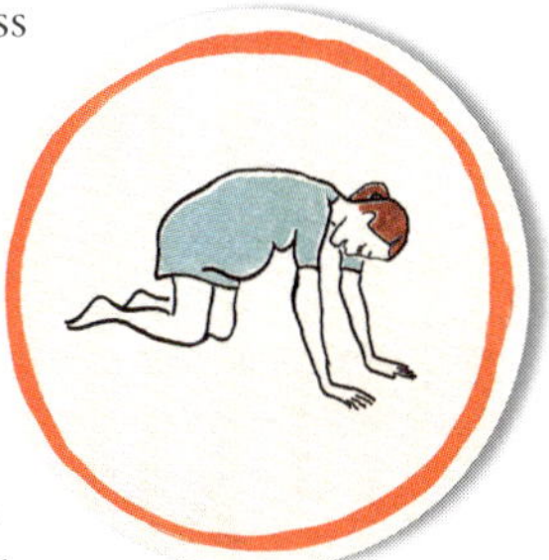

Der **Vierfüßlerstand** ist angenehm fürs Beckenkreisen und -schaukeln. Er lindert die Rückenschmerzen, sorgt für die freie Beweglichkeit des Steißbeins und der Beckengelenke und sorgt ebenfalls für deutlich weniger Druck auf das Dammgewebe. Diese Position wird gerne empfohlen bei Hämorrhoiden, bei einer vorliegenden Muttermundslippe* oder auch, wenn der Rücken deines Babys in Richtung deines Rückens liegt. Zudem können sich auffällige kindliche Herztöne, die durch eine Nabelschnurkompression entstanden sind, erholen.

Moritz oder die Geschichte eines alltäglichen Wunders (Teil 3)

Ab 3:45 Uhr begann die zweite Phase des Gebärens. Simone bekam sechs Wehen nach dem Blasensprung die ersten Presswehen und schob Moritz langsam tiefer ins Becken. Sie wählte den Vierfüßlerstand und schob ihren Po bei jeder Wehe Richtung Unterschenkel. Als die ersten tiefdunklen Haare von Moritz zu sehen waren, kamen mir die Tränen, und sieben Wehen später, um 4:26 Uhr, war er geboren – und ich weinte immer noch. Moritz sah aus wie seine Mama vor 34 Jahren. Simone nahm ihn aufrecht hockend in Empfang und betrachtete ihr kleines Wunder, das, in warme Handtücher gehüllt, sofort die Augen öffnete und seine Eltern ruhig betrachtete. Nach dem Auspulsieren durchtrennte Simone die Nabelschnur mit einem beherzten Schnitt der Schere. Moritz zeigte nach einer Anhimmelphase von 30 Minuten, dass er an die Brust wollte, und beschäftigte sich ausgiebig und perfekt mit dem Thema Nahrungsaufnahme.

Das Wunder ist da!

Sobald dein Baby geboren ist, ist eine große körperliche Erleichterung wahrscheinlich dein erstes bestimmendes Gefühl. Bei der ersten Berührung deines kleinen Wunders kannst du seine etwas glitschige, feuchte Haut fühlen. Erschrecke dich nicht, wenn die Haut deines Babys noch eine gräuliche oder blaue Farbe hat. Das ist in den ersten Sekunden nicht ungewöhnlich. Sie wird aber sehr schnell rosig, wenn die kleinen Menschen anfangen zu atmen. Deine Hebamme beseitigt zuerst allen Schleim aus Nase und Mund, wenn das notwendig ist, damit das Atmen leichter fällt. Du kannst deinen kleinen Schatz selbst hochnehmen

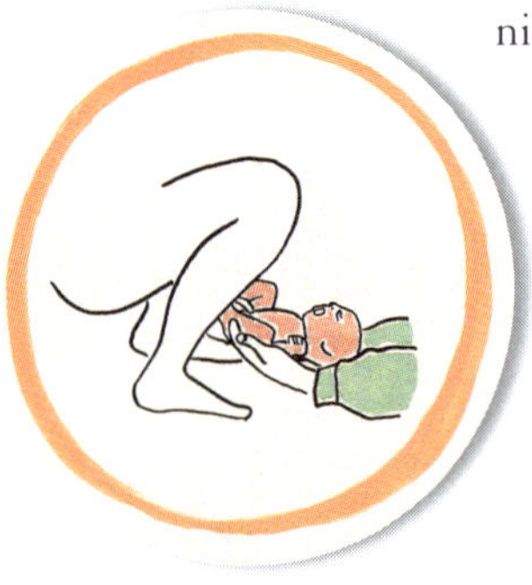

und an deine Brust drücken, um sie oder ihn zu begrüßen, wenn du in einer aufrechten Position bist. Wenn du dich zu überwältigt fühlst und stark zitterst oder zu geschwächt bist, wird die Hebamme dein Baby in ein warmes Tuch wickeln und es auf deine Brust heben, wenn du dir nach der Geburt eine liegende Position ausgewählt hast.

Dieses erste Anschauen und Beschnuppern deines kleinen Schatzes wirst du wahrscheinlich **nie mehr im Leben vergessen.** Viele Babys sind kurz nach der Geburt wach und aufmerksam. Einige schreien lautstark, andere aber liegen ganz ruhig und schauen umher, als wollten sie die für sie neue Welt entdecken. Sie fühlen sich **wohl und entspannt in direktem Körperkontakt.** Deine Stimme – und auch alle Stimmen der mit dir lebenden Menschen – kennt das Baby schon aus seiner Bauchzeit. Es hört deinen Herzschlag, dem es schon so lange gelauscht hat, und dein Geruch ist ihm schnell vertraut. Diese ersten beruhigenden Eindrücke geben ihm ein Gefühl von **Sicherheit und Geborgenheit.**

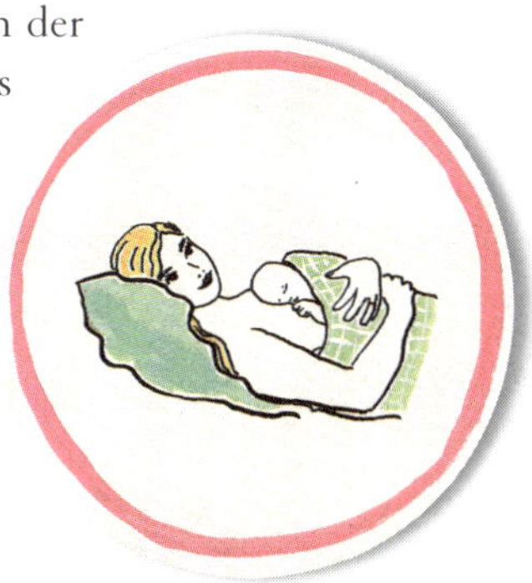

Anhimmeln und erstes Anlegen

Du bist vielleicht erstaunt über die Intensität der Emotionen, die in dir hochsteigen. Aber das ist kein Wunder. Du hast so lange auf dein Baby gewartet und so hart gearbeitet, um es zur Welt zu bringen. Ein etwas **euphorisch machender Hormoncocktail** wirkt und sensibilisiert dich für alle Signale deines Babys. Vielleicht möchtest du am liebsten gleich nach der Geburt aufstehen und mit deinem Baby umhertanzen, oder eher voller Faszination die zarte Haut deines Babys streicheln und in die riesengroßen dunklen Augen blicken. Ich beobachte viele Paare, die zur gleichen Zeit weinen und lachen. Viele Begleiter wundern sich nachher über ihre heftigen Gefühle nach der Geburt. Wieder andere Frauen und Paare verspüren nur noch den Wunsch, endlich zu schlafen, und sind daher erst einmal gar nicht so sehr an ihrem Baby interessiert.

Fest steht nur, dass du es geschafft hast! Die erste Zeit mit dem Baby sollte euch als Familie allein gehören. Falls du in der Klinik bist, bitte deine medizinischen Begleiterinnen, dir und deiner Begleitung **Zeit für den Zauber dieses Moments des Kennenlernens** zu lassen, bevor sie in ihrer Routine fortfahren.

Wenn du dein Baby stillen möchtest, lasse es am besten ununterbrochen auf deiner nackten Haut liegen, bis es von allein die Brust sucht. Du wirst merken, wie gut es sich schon in deiner Gebärmutter auf das Saugen vorbereitet hat. So verwundert es nicht, dass es rasch mit der **Suche nach deiner Brustwarze** beginnt. Dein Baby verbindet den Geruch des Speichels auf seinen Händen, den es durch das Nuckeln in der Gebärmutter kennt, mit dem Geruch der Brustwarze. Und du kannst beobachten, dass es, nachdem es nach der Geburt auf deinen Bauch gelegt wurde, nach einiger Zeit mit leichten Krabbelbewegungen versucht, die Brustwarze zu erreichen. Dieses erste Suchen und vor allen Dingen auch das Finden ist ein wichtiger Schritt auf dem Weg zu einer glücklichen Stillbeziehung.

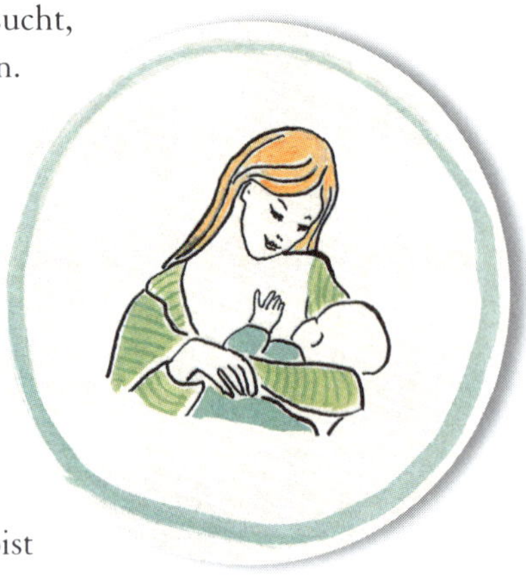

Nicht immer gelingt es, dass du dich gleich nach der Geburt in Ruhe deinem Baby zuwenden kannst. Du bist vielleicht zu geschafft von der Gebärarbeit oder hattest eine Kaiserschnittgeburt. Es kann auch sein, dass dein Baby oder du medizinisch versorgt werden muss. Dann hole die gemeinsame Willkommenszeit mit deinem Baby später nach, wenn Ruhe eingekehrt ist. Lege es einfach nur mit einer Windel bekleidet auf deine nackte Haut und erzähle ihm oder ihr all die schönen Dinge, die nun in eurem Leben auf euch gemeinsam zukommen werden.

Wer soll die Nabelschnur durchtrennen?

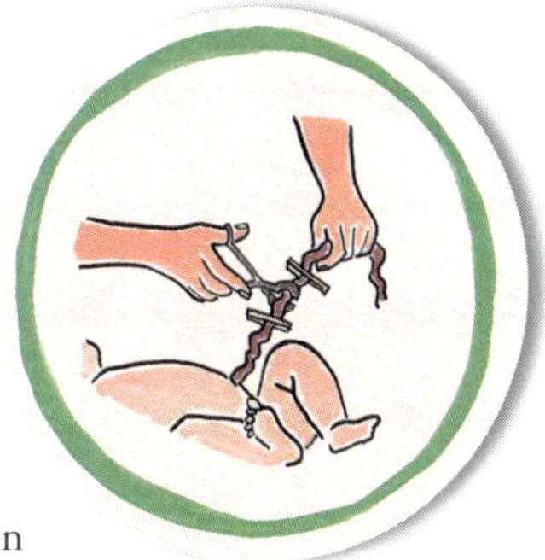

Wer soll diese erste der vielen noch folgenden Trennungen vollführen? Am günstigsten ist es, sich schon während der Schwangerschaft zu überlegen, wer von euch die Nabelschnur durchtrennen möchte. Falls du oder deine Begleiterinnen das gern übernehmen willst, sage es frühzeitig der betreuenden Hebamme. Die Nabelschnur wird dann an zwei Stellen mit Klemmen abgeklemmt, und du kannst sie dazwischen durchtrennen. Gut ist ein beherztes Schneiden, weil die Nabelschnur aus einem recht festen Gewebe besteht. Danach wird die Hebamme mit einer Plastikklemme die Gefäße in der Nabelschnur verschließen, damit kein Blut mehr austritt.

Die Verbindung zwischen euch kann schon einige Minuten nach der Geburt, erst nach dem Auspulsieren der Nabelschnur oder auch erst nach der Geburt der Plazenta gekappt werden. Etwas Zeit dabei ermöglicht es dir, die Verbindung zwischen dir und deinem Baby ein letztes Mal zu fühlen und zu betrachten. Außerdem kann dein Baby seine eigene Atmung entspannt aufnehmen, da es weiterhin durch die pulsierende Nabelschnur mit Sauerstoff versorgt wird. **Zum Schutz deines Babys ist eine sofortige oder frühzeitige Abnabelung nicht sinnvoll.** Das zeigten Studien bei anpassungsgestörten und besonders auch frühgeborenen Babys. Durch das späte Abnabeln bekommt dein Baby viele rote Blutkörperchen, die seine Eisendepots anreichern und so helfen, dass seltener Eisenmangelerkrankungen auftreten.

Julia, 36 Jahre, und Hendrik (frisch geschlüpft)

Die Geburt von meinem Jüngsten war ein echtes Abenteuer. Nach zwei Erfahrungen mir eher gemütlichen Gebärverläufen von zwanzig bis sechsundzwanzig Stunden (bei Marcus vor sieben Jahren und Sophie vor drei Jahren), stellte ich mich auch bei meinem dritten Baby auf eine längere Zeit ein. Und was durfte ich erleben: Eine Holterdipoltergeburt mit meinem Mann als Geburtshelfer. Nach drei recht harmlosen Stunden mit Wehen mitten in der Nacht am errechneten Termin, platzte die Fruchtblase und mit der nächsten Wehe begann ein so starker Pressdrang, dass ich ihn gar nicht mehr zurückhalten konnte. Ich schrie nach meinem Mann, der noch schlummernd im Bett lag und riesengroße Augen machte, als er zu mir in die Küche kam. Er half mir aus meiner Unterhose und sah bald das Köpfchen von Hendrik und nach der nächsten Wehe seinen Hals mit der Nabelschnur, die sich zwei Mal wie eine Kette locker um seinen Hals gelegt hatte. Puh, was presste ich aus Leibeskräften, als er mir das sagte!! So wurde unser Kleiner auch außerhalb jeder Wehe geboren und beschwerte sich gleich lauthals, weil wir keine angewärmten Handtücher zu bieten hatten. Mein Mann rief nun erst bei der Feuerwehr an, die mich mit Hendrik ins nächste Krankenhaus fuhr. Dort brachte ich dann die Plazenta zur Welt und ging drei Stunden später nach Hause, um Hendrik seinen großen Geschwistern noch vor dem Frühstück vorzustellen.

Die dritte Phase des Gebärens – oder wann und wie kommt die Plazenta?

Sobald dein Baby geboren ist, arbeitet deine Gebärmutter mit Kontraktionen kräftig weiter, um die Plazenta und die Eihäute zur Welt zu bringen. Die Plazenta kommt in der Regel zehn bis dreißig Minuten nach der Geburt des Babys. Manchmal lässt sie aber auch länger auf sich warten. Du kannst die Ablösung unterstützen, wenn du das möchtest, indem du deine Brustwarzen massierst oder dein Baby zum Stillen anlegst und auch versuchst, deine Harnblase zu entleeren. Bei diesen Aktionen wird die Freisetzung von Oxytocin* angeregt, ein Hormon, das die Gebärmutter zu weiteren Kontraktionen veranlasst.

Im Normalfall löst sich aufgrund der großen Volumenverringerung in der Gebärmutterhöhle die wenig flexible Plazenta von allein von der Gebärmutterwand und wird mit einem Schwapps Blut geboren. Die Blutung, die bei der Ablösung der Plazenta entsteht, ist oft **die einzige größere Menge Blut** bei einer Geburt.

Die Ablösung wirst du nicht unbedingt als schmerzhaft erleben, da die Nachgeburt* viel kleiner als dein Baby ist. Wahrscheinlich wirst du sowieso von deinem Baby so fasziniert sein, dass du die Geburt der Plazenta kaum registrierst. Wenn deine Hebamme durch äußeres Abtasten deines Bauches die Lösung der Plazenta feststellt, wird sie dich bitten, bei der nächsten »Nachwehe« noch einmal kräftig mitzudrücken. Sie zieht dann vorsichtig an der Nabelschnur, bis die gelöste Plazenta zum Vorschein kommt. Die Geburt deines Babys ist erst wirklich beendet, wenn auch die **Nachgeburt mit Eihäuten und Plazenta** vollständig geboren wurde. Deswegen wundere dich nicht, dass alle medizinischen Begleiterinnen erst jetzt gratulieren.

Nach einer genauen Überprüfung auf Vollständigkeit wird die Plazenta entsorgt oder je nach Klinik zur histologischen Untersuchung weitergeleitet. Falls du sie mit nach Hause nehmen willst, sage das deiner Hebamme. Du bekommst sie dann in einer Plastiktüte ausgehändigt oder hast praktischerweise schon ein verschließbares Behältnis dafür mitgebracht. Wenn du die Plazenta nicht innerhalb von zwei bis drei Tagen weiterverwendest, ist es sinnvoll, sie erst einmal ins Gefrierfach zu legen.

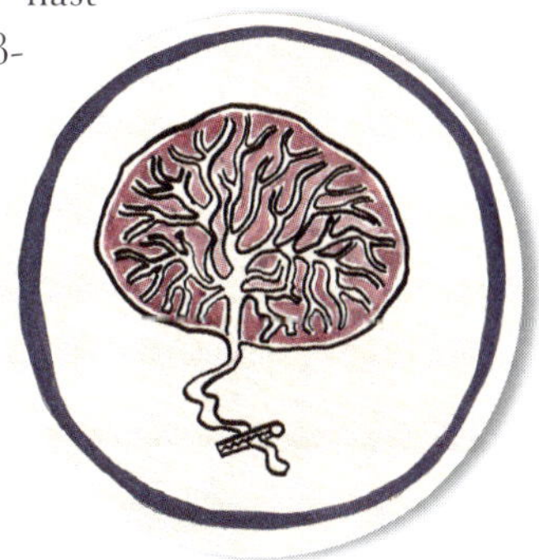

Was ist die Plazenta?

Wenn du deine Plazenta bei der genauen Untersuchung betrachten möchtest, wirst du eine etwa 500 bis 700 Gramm schwere, zwei bis vier Zentimeter dicke, oft in einer rundlichen Form ausgebildete Gewebeform entdecken, die komplett mit Eihäuten überzogen ist. In den meisten Fällen wirst du eine aus der Mitte kommende Nabelschnur entdecken, die um sich herum unterhalb der Eihäute Adern sehen lässt, die wie Äste eines Baumes in Richtung der Nabelschnur (dem Stamm) immer dicker werden. In der Nabelschnur kannst du drei Adern entdecken. Auf deiner (der mütterlichen) Seite der Plazenta siehst du 15 bis 20 rundliche Segmente, die an der Schleimhaut der Gebärmutter angeheftet waren. Diese Segmente waren für den Austausch von Nährstoffen und Sauerstoff zuständig.

Dieser wunderbare Mutterkuchen, der durch seine Form tatsächlich ein bisschen an einen Kuchen erinnern kann, versorgte dein Baby neun Monate lang als wunderbare Lebensquelle und schützte es vor vielen schädlichen Stoffen und Einflüssen. Zusätzlich wurden durch ihn Stoffwechselprodukte entsorgt und Hormone produziert.

Moritz oder die Geschichte eines alltäglichen Wunders (Teil 4)

Ich war so gerührt und so stolz auf Simone und Moritz, dass ich meine mir zugeteilte Aufgabe, alle Welt zu informieren, erst einmal verdrängte. Mit meiner Kollegin bewunderte ich die Plazenta, die komplett mit allen Eihäuten in der dritten Phase der Geburt während des Stillens geboren war. Simone hatte nur kleine Verletzungen, die in Lokalbetäubung von der Ärztin versorgt wurden. Erst nach ausgiebigem Bekuscheln wurde Moritz untersucht und gewogen. Seine U1 durch meine Kollegin fand um 5:50 Uhr statt, und Moritz' kleiner Fanclub stand bewundernd dabei, als die Waage 3280 Gramm zeigte und seine Länge mit 53 Zentimetern gemessen wurde.

Gegen 6:30 Uhr, genau 24 Stunden nach Simones Anruf, fuhr ich glücklich nach Hause und erinnerte mich auch meiner Zusage, die frohe Botschaft in der Welt zu verbreiten …

Ab nun begann meine herrliche Aufgabe, jeden Tag ein köstliches Mahl fertig gekocht für die frisch gebackenen Eltern vor die Tür zu stellen, und dabei wurde ich nahezu an jedem Tag auch für ein kurzes Moritz-Anhimmeln eingeladen. Die Wochenbettbetreuung übernahm meine Kollegin, und ich durfte weiterhin nur überglückliche Oma sein.

Die Plazenta – Mythen über dieses großartige Organ

Die Plazenta hat schon seit Jahrtausenden einen besonderen Stellenwert quer durch alle Kulturen. Die Geschichte dazu hat mich schon immer fasziniert. Ich fand in der Literatur Berichte zu Nachgeburtsbestattungen in Australien, Ägypten, China und auch bei uns. Hinter den Ritualen steckte die Vermutung, dass **in der Plazenta ein Stück der menschlichen Seele** bleibt, mit der man achtsam umgehen müsse.

Als junge Hebamme lernte ich den »Glauben« an die **besondere Kraft der Plazenta** in Kosmetikprodukten kennen. Anfang der 1980er-Jahre sammelten wir im Kreißsaal die Plazenten und froren sie ein. In regelmäßigen Abständen tauchten dann Menschen auf, die sie aus der Klinik abholten und weiter zu Cremes wie »Placentubex C« oder »Hormocenta« verarbeiteten. Die Werbung pries damals eine »verjüngende Wirkung« und eine »Weichheit wie Babyhaut« an. Unser Kreißsaalteam bekam dafür ein gemeinsames Weihnachtsessen spendiert ... Mit dem Auftreten von AIDS verschwanden dann diese Produkte vom Markt.

Als sehr beliebt habe ich auch das **Pflanzen eines Bäumchens** auf der in der Erde verbuddelten Plazenta erlebt. Dazu mein Rat: Suche heimische Bäume aus und mache das nicht auf deinem Stadtbalkon, sondern nur, wenn du ein Stück Land dein Eigen nennst. Die Dramen um einen eingegangenen exotischen Baum oder um einen Plazentagarten, der wegen eines Umzugs verlassen werden musste, habe ich häufig als Zuschauerin verfolgt.

Zu den neu etablierten Bräuchen gehört das **Verspeisen der Plazenta,** das von den Befürwortern auch Vegetariern erlaubt ist (?!). Rezepte von der Plazenta-Lasagne bis hin zum Mutterkuchen im wahrsten Sinne des Wortes findest du im Internet reichlich. Als Grund dafür wird häufig genannt, dass in der Tierwelt viele Säugetiere nach der Geburt ihrer Jungen die Plazenta fressen. Man geht davon aus, dass das Muttertier so Nährstoffe zu sich nimmt, die sich im Mutterkuchen befinden. Zum anderen verhindert das Auffressen den Verwesungsgeruch, der Raubtiere anziehen könnte. So weit, so gut, aber Raubtiere müssen wir in der Klinik und in unseren Heimen ja eher weniger fürchten. Die Nährstoffe im Mutterkuchen sind ein nettes Argument derer, die sie verspeisen. Forscher behaupten, dass das Verspeisen der Plazenta keine Vorteile habe, denn die vermuteten Nährstoffe wie Eisen, Selen und Zink befinden sich in nicht ausreichend hohen Konzentrationen in der Plazenta. Allerdings wurden hohe Konzentrationen von Schwermetallen in der Plazenta festgestellt, die sich dort im Laufe der Schwangerschaft angesammelt haben. Zudem soll der Verzehr ein Infektionsrisiko bergen.

Der Gynäkologe Alex Farr von der Universitätsklinik in Wien hat zu dem Thema geforscht und ein Statement in einer Fachzeitschrift veröffentlicht. Er beschreibt unter anderem einen Fall aus den USA, bei dem sich ein Baby mit B-Streptokokken* infizierte, weil seine Mutter nach der Geburt Plazenta-Pillen zu sich genommen hatte. Seitdem warnen US-Gesundheitsbehörden davor, die Plazenta zu verspeisen. Das Essen der Plazenta soll dem Mythos zufolge gegen eine postpartale Depression helfen und Schmerzen lindern können, es soll energetisierend wirken und dem Milcheinschuss auf die Sprünge helfen. Und wieder konnte keine Studie solche oder ähnliche Vorteile nachweisen. Ein Experte ging mit seiner kritischen Aussage noch weiter, indem er feststellte, dass die Plazenta genetisch zum Neugeborenen gehöre, und das Verspeisen der Plazenta an Kannibalismus grenze.

Bezeichnend war auch, dass manche Autoren von Studien in das Plazenta-Geschäft verwickelt waren. In einem Fall stellte sich heraus, dass der Hauptautor Gründer einer Firma ist, die frische Plazenta in leicht konsumierbare Kapseln presst. Nun, vielleicht ein Trend, bei dem du nicht mitmachen musst.

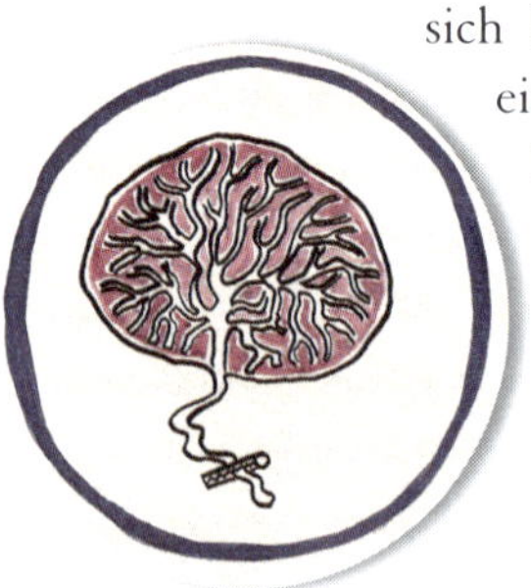

Warum ist der Haut-an-Haut-Kontakt so wichtig?

Nach der Geburt brauchen dein Baby und du erst einmal alle Zeit der Welt, um euch miteinander noch vertrauter zu machen, als es bei den Bauchbewohnerzeiten möglich war. Beim Aufbau eurer so wichtigen Bindung hilft Hautkontakt. In vielen Studien zeigte sich, was am Haut-an-Haut-Kontakt so wertvoll ist.

- Er erlaubt eine **behutsame Umstellung** vom Leben im Bauch zum Leben außerhalb des Bauches.
- Er **beruhigt und entspannt** dein Baby.
- Er **reguliert die Körpertemperatur und Atmung** deines Babys.
- Er besiedelt die Babyhaut und den Babydarm mit den **schützenden gesunden Keimen** deiner eigenen Hautflora (Mikrobiom).
- Er stimuliert den **Wunsch, »die Futterquelle« zu finden.** Dein Baby wird mit krabbelnden Bewegungen versuchen, in Richtung Brustwarzen zu gelangen.
- Er hilft deinem Baby, deinen **Geruch** und den Geruch der Milch zu erkennen.

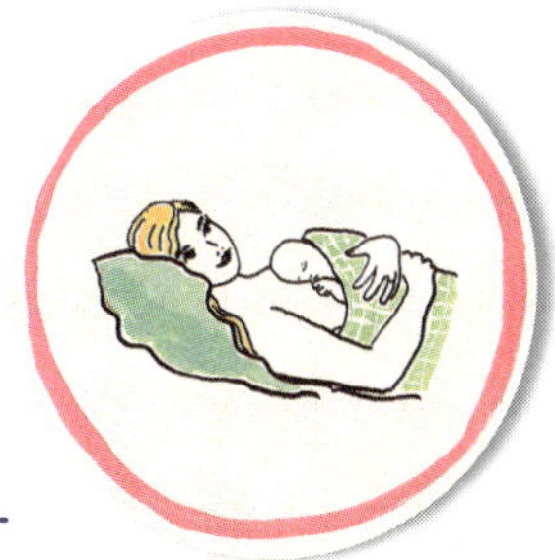

Bewundere dein Baby also in aller Ruhe. Lege es das erste Mal an die Brust, wenn du es stillen möchtest, und lass dich dabei nicht vom allgemeinen Trubel um dich herum irritieren, gerade wenn du dich an einem Ort mit vielen medizinischen Helferinnen befindest. Denn während du dein Baby bewunderst, werden diese gleichzeitig damit beschäftigt sein, seinen Zustand zu beurteilen.

Was wird bei deinem Baby untersucht?

Zur Beurteilung des allgemeinen Zustands deines kleinen Schatzes wird eine, fünf und zehn Minuten nach der Geburt mit einem international verwendeten Punktesystem (dem Apgar-Schema) die **Herzfrequenz, die Atmung, der Muskeltonus, die Hautdurchblutung und die Reflexe** bewertet. Bei diesem Test kann dein Baby ruhig auf deinem Bauch liegen. Du solltest dein Baby, so lange du es wünschst, bewundern und kennenlernen dürfen, bevor weitere Untersuchungen stattfinden – zumindest im Idealfall. Diese »erste Bewertung« deines Babys wird in den Mutterpass und in das neu nach der Geburt angelegte Kinderuntersuchungsheft eingetragen.

Der **Apgar-Test** bewertet fünf verschiedene Aspekte und vergibt dabei unterschiedliche Punktezahlen. 0 = nicht vorhanden; 1 = eingeschränkt vorhanden und 2 = optimal vorhanden.

Dein Baby ist bei

9 bis 10 Punkten	optimal lebensfrisch
7 bis 8 Punkten	normal lebensfrisch
5 bis 6 Punkten	im leichten Depressionszustand
3 bis 4 Punkten	im mittelgradigen Depressionszustand
0 bis 2 Punkten	im schweren Depressionszustand

Ein Baby mit Werten unter fünf Punkten benötigt wahrscheinlich lebensunterstützende Maßnahmen.

Um noch genauer beurteilen zu können, in welchem Zustand sich dein Baby befindet, wird zusätzlich der **pH-Wert*** bestimmt. Er gibt Auskunft über den Säure-Basen-Haushalt. Dafür werden nach dem Abnabeln und möglichst vor der Geburt der Plazenta aus der Nabelschnur zwei Blutproben entnommen: aus der Vene und aus einer der beiden Arterien. Falls dein Baby durch eine Sauerstoffunterversorgung während der Geburt Stress hatte, zeigt sich eine Übersäuerung. Der pH-Wert ist dann erniedrigt. Diese Untersuchung gehört heute in allen Kliniken zur Routine. Sie ist für dein Baby vollkommen schmerzfrei, da in der Nabelschnur keine Nerven liegen.

Der pH-Wert* bei neugeborenen Babys

Bei 7,30 oder höher	optimal
Zwischen 7,12 bis 7,29	noch normal
Unter 7,12	Hinweis auf grenzwertige Übersäuerung
Unter 7,00	Hinweis auf kritische Übersäuerung

Bei einem pH-Wert unter 7,00 kommt es gehäuft zu schweren Anpassungsproblemen des Babys, sodass es dann nötig ist, einen Kinderarzt zu rufen und das Baby zur Sicherheit eventuell in eine Kinderklinik zu verlegen. Ansonsten schaffen es die Babys in den meisten Fällen, den pH-Wert innerhalb von zwei Stunden nach der Geburt durch die eigene Atmung in den Normalbereich zurückzuführen oder dem Normalbereich anzunähern. Dieser erste erhobene Blutbefund wird in den Mutterpass und das Kinderuntersuchungsheft eingetragen.

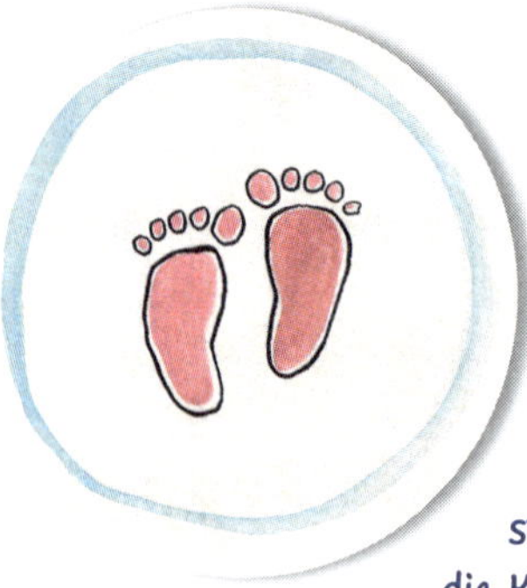

Die erste Vorsorge-Untersuchung

Die Erstuntersuchung wird nach dem ersten ausgiebigen Kontakt deines Babys mit dir und deiner Brust durchgeführt. Diese allgemeine Untersuchung, die sogenannte U1, ermittelt den **Gesundheitszustand, die körperliche Reife, das Gewicht, die Körperlänge und den Kopfumfang deines Babys.** Auch diese Ergebnisse werden in das gelbe Kinderuntersuchungsheft eingetragen. Vielleicht interessierst du dich dafür und schaust zu, lässt dir alles erklären und zeigen. Du kannst danach endlich die typischen Fragen von Freunden und Verwandten nach Geschlecht, Länge und Gewicht deines Babys beantworten!
Die Untersuchungen, Zustandsbewertungen und Prophylaxen werden je nach Gebärort oder Klinikausstattung von Hebammen, Geburtshelferinnen oder Kinderärzten durchgeführt. Falls Babys sehr viel früher zur Welt kommen wollten, selten auftretende Anpassungsstörungen haben oder eine Erkrankung festgestellt wird, werden kinderärztliche Notfallteams an den Gebärort geholt. Sie übernehmen dann die weitere Versorgung deines Babys und verlegen es eventuell in eine Kinderklinik.

Empfohlene Prophylaxen

Nachdem die Untersuchungen der U1 gemacht worden sind, wirst du über alle empfohlenen Prophylaxen aufgeklärt. Dazu gehören Vitamin-K-Gaben und manchmal auch noch eine Augen-Prophylaxe. Wenn du dich nach dieser Beratung dafür entscheidest, werden diese vorbeugenden Maßnahmen jetzt erfolgen.

Vitamin K

Vitamin K ist ein fettlösliches Vitamin, das mit der Nahrung und über die Muttermilch aufgenommen werden kann. Es wird aber auch von Bakterien produziert, die im Darm vorkommen. Vitamin K ist in der Leber an der Bildung einiger grundlegender Blutgerinnungsfaktoren beteiligt und daher lebensnotwendig. Seit 1994 gilt die Empfehlung der Ernährungskommission der Deutschen Gesellschaft für Kinderheilkunde, dass alle Neugeborenen dreimal zwei Milligramm Vitamin K in gelöster Form erhalten sollen. Dadurch soll Blutungen vorgebeugt werden. Die Gabe erfolgt jeweils nach der Geburt bei der U1 sowie bei der zweiten und dritten Vorsorgeuntersuchung.

Der Hintergrund für diese Empfehlung ist, dass ein Mangel an Vitamin K zu verstärkten Blutungen bei Babys führen kann. Da der Vitalstoff in der Schwangerschaft nur sparsam dosiert zum Baby gelangt, ist sein Vitamin-K-Speicher nicht sehr groß. Zwar enthält die Vormilch eine größere Menge davon, aber in der reifen Muttermilch lässt der Gehalt deutlich nach. Gestillte Babys sind erst nach einigen Wochen in der Lage, selbstständig Vitamin K zu bilden. Künstlicher Säuglingsnahrung dagegen ist Vitamin K zugesetzt. Bei Flaschenkindern wird der Darm bald rasch von Kolibakterien besiedelt, die Vitamin K erzeugen.

Wenn du dich für diese Prophylaxe für deinen kleinen Schatz entscheidest, kannst du ihn ein wenig auf die Vitamin-K-Tropfen vorbereiten, indem du ihn vorher in Ruhe Vormilch trinken lässt. Dies fördert auch die Aufnahme des Vitamins im Körper. Dann kläre auch dein Baby auf, indem du ihm/ihr sagst, dass das Medikament nicht so gut schmecken wird, es aber nachher noch einmal bei dir oder aus der Flasche trinken darf, damit es wieder einen besseren Geschmack im Mund hat. Ich habe oft beobachtet, dass die verabreichten Tropfen zur

Vitamin-K-Prophylaxe wohl nicht schmeckten, weil die Babys meistens das Gesicht verzogen und so ihren Abscheu signalisierten.

Augen-Prophylaxe

In Deutschland war die Augen-Prophylaxe bis 1986 als Teil der Vorsorgeuntersuchung U1 vorgeschrieben und danach nur noch empfohlen. Durch die Gabe von Augentropfen soll ausgeschlossen werden, dass dein Baby an einer Bindehautentzündung erkrankt. Diese Form der Prophylaxe wird in den letzten Jahren zunehmend weniger durchgeführt und teils auch weggelassen.
In den meisten Frauenärztinnen- und Hebammenpraxen und in den Kliniken richtet sich die Aufmerksamkeit verstärkt darauf, etwaige Erkrankungen frühzeitig zu erkennen und zu behandeln. So können eventuelle Infektionen bei dir behandelt werden, bevor sich das Baby anstecken kann. Da allgemeine Reizungen der Augen bei Babys anfangs sehr oft auftreten, ein »Triefäuglein« aber meist vollkommen harmlos ist, ist es gut, dass du Auffälligkeiten an den Augen in den ersten Tagen immer deiner Hebamme oder deiner Kinderärztin zeigst.

Die Botschaft geht in die Welt …

Nachdem du mit deinem Baby all diese Untersuchungen und Entscheidungen überstanden hast, ist es jetzt wirklich an der Zeit, sich auszuruhen und in einer intimeren Umgebung viel zu kuscheln. Lass dein Baby ausgiebig an beiden Brüsten saugen oder biete ihm die erste Pre-Nahrung aus der Flasche an, so vergisst es die Aufregungen der ersten Minuten. Und wenn es

dann entspannt einschläft, kannst du dir selbst ein wenig Ruhe gönnen und dich schon mal daran gewöhnen, dass du in den nächsten Monaten wahrscheinlich öfter mit einem kleinen Satelliten auf deinem Bauch schlafen wirst. Hautkontakt und die vertrauten Körpergeräusche werden für dein Baby noch lange die besten Einschlafhelfer sein. **Genieße die entspannte Nähe, bevor du die frohe Botschaft in der Welt verbreitest.** Am besten übergibst du diese Aufgabe sowieso an deine Begleitung.
Oft beobachte ich, dass die Werte der Babys, die ja nun endlich feststehen, sofort mit Fotos via Smartphones in die Welt geschickt werden und Sekunden danach schon alle Geräte Reaktionen auf diese Nachricht signalisieren – egal zu welcher Tag- oder Nachtzeit. Ich finde es schön, dass die frisch gebackenen Eltern sich dabei so viel Mühe geben, aber aus meiner Sicht könnten sie ihren Eifer ein wenig zurückschrauben und ihr kleines Wunder erst einmal in Ruhe und für sich genießen.

Du bist Mutter geworden!

Du hast es geschafft! Das ist für dich mit Sicherheit mit heftigen Gefühlen, Erleichterung, Stolz oder zittriger Aufgeregtheit verbunden. Als Folge der Gebärarbeit, die bei langer Dauer mit anfänglich großer Erschöpfung verbunden sein kann, ist dir vielleicht kalt. Oder du bist nach all der harten Arbeit durstig und hungrig und ganz aufgekratzt.
Gönne dir erst einmal eine kurze Pause, um zu begreifen, was gerade passiert ist. Es ist ein kleiner Mensch angekommen, der sich auf der einen Seite für dich vielleicht vertraut und auf der anderen Seite aber so unbekannt anfühlt. Dein Baby und du – ihr könnt euch nun endlich in die Augen schauen, euch

beschnuppern und mit eurem Kennenlernen und ineinander Verlieben beginnen.

Nun kann das nächste Wunder der Natur geschehen, **das sogenannte »Bonding«,** das die enge emotionale Verbindung zwischen dir und deinem Baby bezeichnet. Ihr verliebt euch durch Augen- und Hautkontakt ineinander, und dieses hier geknüpfte Band hält ein Leben lang. Durch dieses Sich-Ineinander-Verlieben von dir und deinem Baby schüttest du das Hormon Prolaktin aus, das die Milchbildung in Gang bringt. Sobald dein Baby dazu bereit ist, signalisiert es mit Schmatzgeräuschen, dass es Zeit ist, an deiner Brust zu saugen. Durch das starke Saugen an deiner Brust wird wieder Oxytocin in deinem Körper produziert, das ein Zusammenziehen der Gebärmutter bewirkt. Über die nächsten Tage wird das Stillen durch die Produktion von Oxytocin immer wieder Nachwehen auslösen, die die Rückbildung deiner Gebärmutter auf ihre Ursprungsgröße bewirken.

Genieße diese ersten intensiven Tage und Wochen und gönne dir den Raum, gemächlich in deine neue Rolle als Mutter zu schlüpfen.

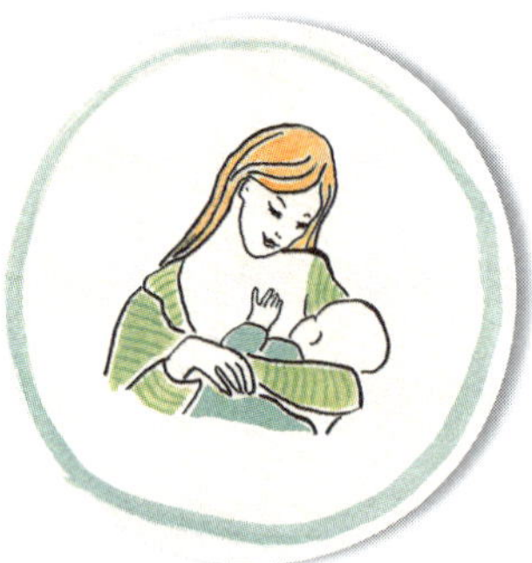

Und was, wenn nicht alles nach Wunsch läuft?

Es verlaufen leider nicht alle Geburten so, wie du es dir vielleicht wünschst. Wenn es bei dir der Fall sein sollte, dass unterstützende Maßnahmen notwendig werden, gibt es heute viele Möglichkeiten, dir und deinem Baby bei der Geburt zu helfen. Auch wenn du dir eine möglichst natürliche Geburt gewünscht hast und auf deinem Geburtsplan vermerkt hattest, kann es immer wieder Situationen geben, in denen alle miteinander umschwenken müssen, damit du und dein Baby die Geburt sicher und gesund übersteht. Und auch in diesen Situationen hast du oft eine Wahl, wenn es zum Beispiel um Anästhesieformen geht. Nur, wenn es ganz schnell gehen muss – wie bei einem Notkaiserschnitt, den zum Glück nur 1,5 Prozent aller gebärenden Frauen erleben müssen, oder bei starken Blutungen –, ist es das Beste, dass du deinen Profis um dich herum vertraust und sie machen lässt, was zu tun ist.

Unterstützte Geburten

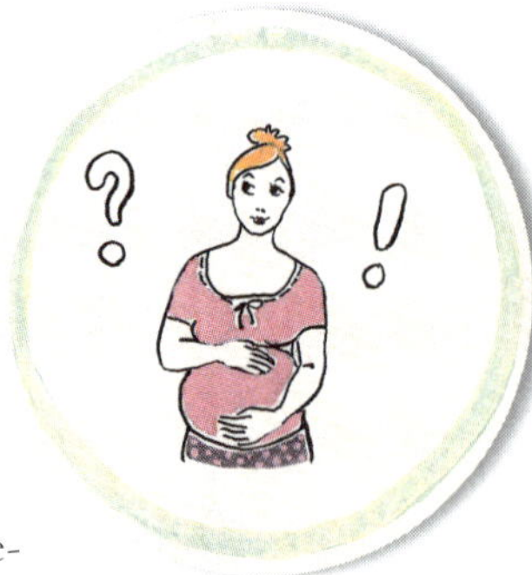

Geburtseinleitung*

Spätestens in der 41. Woche wirst du dich vielleicht fragen, ob du für immer schwanger bleiben wirst. Glaube mir: Das wirst du nicht! Lass dir und deinem Baby ein wenig Zeit. Gerade beim ersten Kind ist eine **Terminüberschreitung** geradezu normal. Wenn du dein Baby schon allzu sehnsüchtig erwartest, beruhigt es dich vielleicht zu wissen, dass mit jedem Tag über den Termin die Wahrscheinlichkeit steigt, dass dein Baby bald geboren wird. So zeigen die Statistiken, dass 58 Prozent der Babys bis zum Ende der 40. Woche geboren sind, 74 Prozent bis zum Ende der 41. Woche zur Welt kommen. Und dass sich 82 Prozent bis zum Ende der 42. Woche auf den Weg machen.

Wenn dein Baby auf sich warten lässt, gibt es verschiedene Möglichkeiten, den Wehenbeginn auf natürliche Weise zu unterstützen. Allerdings muss dein Körper bereits wehenbereit sein, damit diese Methoden greifen können: Erst sieben bis 14 Tage nach dem errechneten Termin – je nach betreuender Klinik – sollte die Geburt mit Medikamenten eingeleitet werden, solange Fruchtwassermenge, kindliches Wachstum und Bewegungen normal sind.

»Natürliche« Geburtseinleitungsmethoden

Die Wirksamkeit der meisten sogenannten »natürlichen Methoden« ist nicht durch wissenschaftliche Studien belegt, aber durch meine Kolleginnen »eminenzbasiert«, und viele glückliche Mütter erzählten mir, dass Methode »xy« geholfen habe, das Baby rauszulocken.

- **Sex** ist oft der erste Tipp, den du hören wirst. Die Studienlage zeigt aber, dass das in den Spermien vorhandene Prostaglandin deinen Gebärmutterhals* nicht weicher und gebärbereiter machen kann. Aber vielleicht sind es die Entspannung beim Liebesspiel, gepaart mit dem Stimulieren der Brustwarzen – sie schüttet Oxytocin, Wehenhormone aus – und die Kontraktionen beim Orgasmus, die als Cocktail zum Erfolg führen. Wahrscheinlich nicht die unangenehmste Methode der Einleitung ...
- Als Tipp aus anderen Regionen dieser Welt gelten **Currys,** um »etwas in die Gänge zu bringen«. So richtig scharf gewürzt führen Currys zur heftigen Anregung deines Darms,

zumindest, wenn du so etwas nicht täglich isst. Dieser Aufruhr im Darm bewirkt an deiner nahegelegenen Gebärmutter die Förderung von Kontraktionen.

- Auch **Ananas** soll einen Wehen auslösenden Effekt haben. Zumindest, wenn du sieben davon auf einmal isst. ☺
- In Nordafrika wird für die letzten vier Wochen der Schwangerschaft der Genuss von **sechs Datteln täglich** empfohlen, um nicht über den errechneten Termin zu gehen.
- **Ich rate dringend von der »Rizinusöl-Orangensaft-Alkohol-Variante« ab.** Erstens, weil Alkohol gar nicht geht! Und zweitens kann dieser Cocktail ganz leicht zu starkem Durchfall mit Übergeben und Kreislaufproblemen führen. Und das brauchst du ja wohl echt nicht zusätzlich, wenn die Wehen beginnen.

Hier die etwas genauer überprüften (evidenzbasierten) Verfahren

- Die **Brustwarzenstimulation** leitet bei einem reifen Gebärmutterhals die Geburt besser ein als Abwarten, und führt gleichzeitig nicht zu einer Überstimulation deiner Gebärmutter. Es reicht, wenn du selbst oder dein Liebster/deine Liebste deine Brustwarzen über einen Zeitraum von circa zehn Minuten stimuliert. Die Wissenschaft meint dazu: Im Vergleich zu einer Einleitung mit Oxytocin, dem Wehenhormon, werden nach Brustwarzenstimulationen ähnliche Raten zu einem Wehenbeginn nach 72 Stunden festgestellt. Und der Vorteil ist, dass du dabei keinen Tropf in deiner Armvene hast.
- Auch die **Eipollösung** hat einleitende Effekte. Dabei wird bei einer vaginalen Untersuchung der Eipol vom Muttermundrand gelöst. Dies soll eine Prostaglandin-Ausschüttung auslösen und somit Wehen anregen. Das Lösen des Eipols ist ein

wenig schmerzhaft, und es können leichte Blutungen danach auftreten. Das Gebären setzt bei schwangeren Frauen mit Eipollösung im Vergleich zu den Frauen mit medikamentösen Einleitungen (wie dem Oxytocin-Tropf oder dem Prostaglandin-Gel) in vergleichbaren Zeitabständen ein.

- Eine weitere Methode für einen baldigen Wehenbeginn ist die Anwendung von **Nelkenöltampons.** Sie sollen den Muttermund weichmachen und Wehen auslösen. Dazu kannst du einen Tampon mit verdünntem Nelkenöl (nicht das Zeug für die Duftlampen!), beträufeln und für eine Stunde in deine Vagina einführen. Die genaue Mischung ist: 50 Tropfen Nelkenblätteröl (Syzgium aromaticum aus der Apotheke) gemischt mit 30 ml Sonnenblumenöl oder Mandelöl. Von dieser Mischung 5 Tropfen auf einen normalen Tampon geben. Teste aber auf jeden Fall diese Mischung aufgrund möglicher allergischer Reaktionen vor dem Einführen in deine Vagina auf deiner Haut, zum Beispiel auf deinem Unterarm. Nach einer Stunde entfernst du den Tampon wieder. Nach sechs Stunden kannst du erneut einen Nelkenöltampon einführen. Insgesamt kannst du diese Behandlung maximal dreimal in 24 Stunden durchführen und am nächsten Tag nach dem gleichen Muster wiederholen. Wenn das bis dahin nichts bewirkt hat, hilft Abwarten, alle Methoden noch mal von vorne durchführen oder die dafür vorgesehenen Medikamente in der Klinik ihre Wirkung tun lassen.

Gründe für eine Geburtseinleitung*

Wenn Abwarten und alle »natürlichen« Unterstützungen nichts bringen, wird dir zu einer **medikamentösen Geburtseinleitung** geraten, wenn das Baby möglicherweise nicht mehr optimal versorgt ist.

Bei jeder fünften aller schwangeren Frauen werden die Wehen medikamentös ausgelöst. Es ist aber immer wichtig, dass es für eine eingeleitete Geburt gute Gründe gibt, da sich statistisch eine erhöhte Wahrscheinlichkeit für Komplikationen nach Einleitungen nachweisen lässt: So werden Geburten nach dem Einsatz von wehenauslösenden Medikamenten häufiger mit vaginal-operativen Methoden beendet. Sie dauern länger, und die Kaiserschnittrate steigt.

In folgenden Fällen solltest du einer Geburtseinleitung auf jeden Fall zustimmen

- Bei ernsthaften gesundheitlichen Problemen wie einer Präeklampsie*,
- bei einem Baby mit deutlichen Wachstumsverzögerungen,
- bei einem auffälligen CTG,
- bei abnehmenden Kindsbewegungen,
- bei Mehrlingen,
- bei insulinpflichtigem Schwangerschaftsdiabetes über Termin,
- bei einem vorzeitigen Blasensprung ohne Einsetzen der Wehentätigkeit nach 8, 12, 24 oder 48 Stunden (abhängig von der Vorgehensweise deines Gebärortes),
- bei einer Terminüberschreitung (auch hier wieder abhängig vom Gebärort: nach 7, 10, 12 oder 13 Tagen) oder Übertragung ab 14 Tagen über dem Termin.

Um abzuklären, ob es deinem Baby gut geht, werden ab dem errechneten Termin häufiger Herzton-Wehen-Kontrollen (CTG-Kontrollen) durchgeführt. Mit einer zusätzlichen Ultraschalluntersuchung kann deine Ärztin schauen, ob

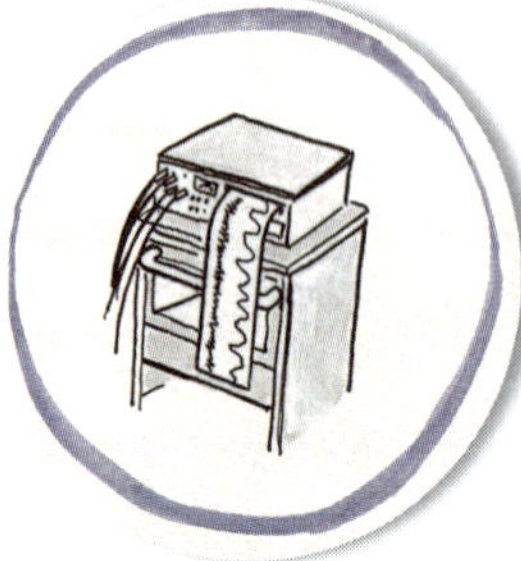

noch genügend Fruchtwasser vorhanden ist. Möglicherweise wird mit dem Doppler-Ultraschall auch der Blutfluss deines Babys gemessen.

Ich kenne glückliche junge Mütter, die mit der Einleitung sehr zufrieden waren, aber auch schwangere Frauen, die ein besseres Gefühl bei einem natürlichen Wehenbeginn gehabt hätten. Besprich mögliche Vorgehensweisen und lass dir an deinem Gebärort alles genau erklären. Bedenke bei deinem Wunsch, dein Baby bald im Arm zu halten, dass die Chance, dass es tatsächlich auf natürliche Weise losgeht, mit jedem Tag steigt.

Bei einer vaginalen Untersuchung wird der Reifezustand von Gebärmutterhals und Muttermund* – wie weich, kurz und offen? – bestimmt und davon abhängig eine passende Methode zur Geburtseinleitung ausgewählt. Falls bei dir ein geschlossener Muttermund mit einer festen Gewebekonsistenz festgestellt wird, stelle dich insbesondere bei einem ersten Baby auf eine etwas längere Gebärdauer ein. Die Medikamentengabe muss dann häufiger wiederholt werden, damit wirksame Wehen einsetzen. Versuche dich immer wieder zu entspannen, bis die Gebärwehen einsetzen. Das kann bis zu drei Tage dauern, in denen du gut für dich sorgen solltest. Halte den Tag-Nacht-Rhythmus so weit es geht ein, iss und trinke ausreichend und gehe zwischendurch viel spazieren.

Medikamente zu Geburtseinleitung*

Wenn alle sanften Methoden nicht geholfen haben, stehen unter ärztlicher Betreuung in der Klinik weitere Möglichkeiten zur Verfügung:

- **Prostaglandin-Vaginalgel oder -Vaginaltabletten** werden bei einem noch unreifen Muttermund empfohlen. Dadurch soll der Gebärmutterhals weicher, kürzer und flacher werden und auch Kontraktionen ausgelöst werden. Diese Methode ist mit CTG-Kontrollen verbunden und kann über mehrere Tage zweimal täglich durchgeführt werden.

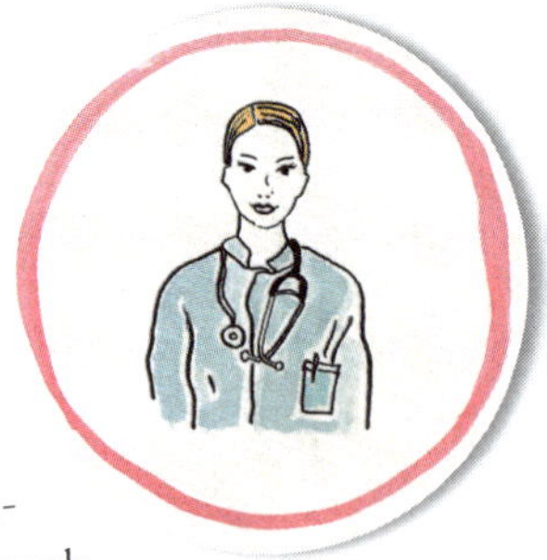

- Zur Vorreifung des Muttermundes kann **Misoprostol** angewandt werden. Es ist ein Prostaglandin, das ursprünglich als Magenmedikament entwickelt wurde. Es ist aber auch Wehen auslösend, sodass es zunehmend bei der Geburtseinleitung zum Einsatz kommt. Da es jedoch für diesen Zweck auf dem deutschen Arzneimittelmarkt nicht zugelassen ist (und auch in Zukunft vermutlich aufgrund fehlenden finanziellen Interesses des Herstellers nicht sein wird), handelt es sich bei der Anwendung um einen sogenannten »Off-label-use«. Aber keine Sorge, falls du dieses Medikament bekommen sollest: Es wird bereits seit Jahrzehnten zur Geburtseinleitung verwendet, die praktischen Erfahrungen sind also gut. Misoprostol wird als Tablette in steigender Dosierung alle vier Stunden geschluckt, bis du Wehen bekommst. Dabei wird das CTG regelmäßig kontrolliert. Über Nacht wird in der Regel pausiert, um dir nicht den vor einer Geburt so wichtigen Schlaf zu rauben.
- Im klinischen Alltag bewährt hat sich der Einsatz von Oxytocin, das meist in Form eines **Wehentropfs** verabreicht wird. Die Wirksamkeit ist allerdings nur bei reifem Muttermund gegeben – dies ist meist nur bei Frauen der Fall, die bereits ein Kind geboren haben. Solange der Tropf läuft, werden die kindlichen Herztöne mit dem CTG kontrolliert.
- Die Fruchtblase wird wegen des danach steigenden Infektionsrisikos nur noch in seltenen Fällen vorzeitig geöffnet.

Dammschnitt*

Wenn dein Baby ganz schnell schlüpfen soll, weil die Herztöne schlecht sind, oder auch ein sehr fester Damm vorhanden ist, den das Köpfchen nicht so schnell passieren kann, braucht es manchmal einen Dammschnitt. Er wird meistens ausgehend vom Vaginalausgang in Richtung Anus gesetzt, um dem Baby mehr Platz für den raschen Durchtritt zu geben. Das Dammgewebe mit den dort liegenden Muskeln muss sich mitsamt dem darüberliegenden Gewebe und der Haut bei der Geburt sehr dehnen. Und das kann es auch recht gut, wenn genügend Zeit dafür da ist. Wenn diese Zeit aber nicht mehr vorhanden ist, wird ein Dammschnitt kurz vor dem Durchtritt des Köpfchens ausgeführt. Und auch wenn du es nicht glauben magst: Du merkst vielleicht gar nicht, dass geschnitten wird, weil durch den starken Druck des Babyköpfchens auf das Gewebe der Dammbereich wie betäubt sein wird.

Vorsorglich gesetzte Dammschnitte, wie zur Zeit meiner Hebammenausbildung, gibt es zum Glück nicht mehr. Wie so viele langjährig durchgeführte geburtshilfliche Praktiken wurde auch diese Maßnahme durch wissenschaftliche Untersuchungen infrage gestellt. Hierbei einmal ein großer Dank an die evidenzbasierte Medizin!

Da es inzwischen allgemein bekannt ist, dass es für die Wundheilung **besser** ist, **den Damm während der Geburt reißen** zu lassen, als vorsorglich einen Schnitt zu setzen, wirst du diesen Eingriff mit großer Wahrscheinlichkeit nicht erleben.

Dammriss

Während der Austreibungsphase kannst du das langsame Aufdehnen des Gewebes durch eine aufrechte Haltung unterstützen. Wenn du dein Baby vorsichtig herausschiebst statt forciert zu pressen, schonst du deinen Dammbereich und die gesamten

Beckenbodenmuskeln am meisten. Manchmal ist ein Riss jedoch unvermeidlich. Er ist in der Regel kleiner als ein Schnitt und entspricht dem zusätzlichen Platz, den dein Baby zum Schlüpfen braucht. Das Gewebe reißt entlang der Nerven- und Blutbahnen, die dadurch eher geschont werden.
Nach der Geburt werden alle Geburtsverletzungen mithilfe einer lokalen Betäubung rasch genäht. Das Nahtmaterial, das heute verwendet wird, löst sich von allein auf und muss nicht gezogen werden.

Vaginal operative Geburten: Einsatz von Saugglocke und Zange

Keine gebärende Frau wünscht sich diese Art von Geburt für ihr Baby. Aber in manchen Fällen wird eine Unterstützung durch eine Saugglocke oder eine Zange notwendig, um das Leben deines Babys retten. Die Eingriffe können erst unternommen werden, wenn das Baby durch den vollständig geöffneten Muttermund bis zur Beckenmitte oder tiefer gelangt ist.

Gründe für eine unterstützte Geburtsbeendigung durch Saugglocke oder Zange können beispielsweise sein:

- Das Baby zeigt mit seinem Herztonmuster und seiner Herzfrequenz starke Stressanzeichen, von denen es sich immer langsamer erholt.
- Das Baby hat sich in einer für die Geburt ungünstigen Liegeposition in den Geburtskanal* gelegt und kommt allein nicht weiter nach unten.
- Du bist total erschöpft, oder dein Baby.
- Du bist durch Medikamente nicht mehr dazu in der Lage wahrzunehmen, wohin du das Baby schieben musst.
- Du hast eine Erkrankung, bei der starkes Pressen medizinisch nicht empfohlen wird.

Saugglockengeburt

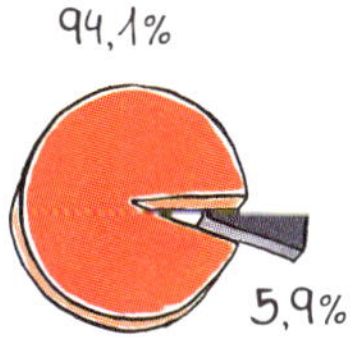

Welches der beiden Instrumente verwendet wird, hängt nicht zuletzt von der behandelnden Ärztin und ihrer Erfahrung ab. Eine Saugglocke ist ein Apparat, der mithilfe einer Pumpe Unterdruck erzeugt. Mit dem Apparat verbunden ist ein Schlauch, an dessen Ende eine Metall- oder Kunststoffglocke sitzt.

Die Glocke wird an den führenden Kopfteil, meist ans Hinterhaupt des Babys gelegt und langsam ein Unterdruck aufgebaut, sodass sie sich dort festsaugt. Bei der nächsten Wehe zieht die Ärztin so lange, bis zuerst das Köpfchen und dann der Körper geboren ist. Schiebe bei einer Saugglockengeburt nach Anleitung der Ärztin oder Hebamme so gut du kannst mit! Das wird die Geburt deutlich erleichtern.

Nach der Geburt deines Babys wirst du auf seinem Köpfchen eine Schwellung entdecken, die aussieht wie ein kleiner Hut. Sie ist durch den Unterdruck der Glocke entstanden. Diese Schwellung verschwindet meist innerhalb von zwei bis vier Tagen wieder. Falls diese Beule jedoch etwas größer ausfällt und eine Blutung unter der Haut eingetreten ist, kann die Heilung bis zu sechs Wochen dauern.

Zangengeburt

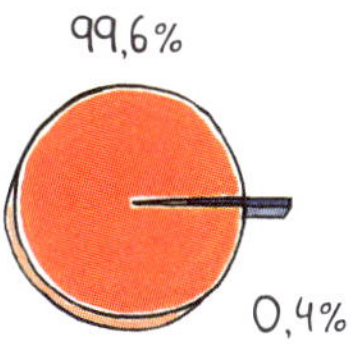

Bei einer Zangengeburt, die inzwischen kaum noch vorkommt, werden zwei große Löffel um den Kopf des Babys gelegt und wie eine Zange miteinander verbunden. Eine erfahrene Geburtshelferin kann dem Baby mit diesem Werkzeug sehr schonend auf die Welt helfen, da Drehung und Zug hier sehr gut zu steuern sind. Manchmal kann es zu kleinen Abschürfungen im Gesicht oder am Kopf des Babys kommen, die allerdings rasch verheilen.

Die Wahrscheinlichkeit für eine unterstützte Geburtsbeendigung kannst du verringern, aber natürlich nie ganz verhindern. Dazu empfehle ich dir:

- Während der Geburt immer wieder Positionswechsel zu probieren,
- in der Austreibungsphase viel in aufrechten Positionen zu bleiben,
- bei einer noch wirksamen Leitungsanästhesie* (PDA, EDA) mit dem aktiven Schieben und Pressen so lange zu warten, bis das Köpfchen deines Babys zwischen den Schamlippen sichtbar wird.

Bei beiden Eingriffsvarianten ist es wichtig, dass deine Harnblase leer ist, damit genügend Platz für das Tiefertreten des Köpfchens ist und die Harnblase nicht verletzt werden kann. Falls du kein Gefühl dafür hast, ob du Wasser lassen kannst, wird deine Hebamme die Blase mit einem dünnen Katheter entleeren.
In manchen Situationen, wenn dein Muttermund geöffnet ist, aber dein Baby noch nicht sehr tief im Becken steckt oder eine schwierige Position eingenommen hat, kann es vorkommen, dass der Eingriff im OP durchgeführt wird. Wundere dich nicht, wenn du dann wie zu einem Kaiserschnitt vorbereitet wirst. Falls die vaginale Operation mit Saugglocke oder Zange nicht funktioniert, kann dann aber sofort auf einen Kaiserschnitt umgeschaltet werden, um dir und deinem Baby schnell zu helfen.

Der sekundäre (ungeplante) Kaiserschnitt

Manchmal wird eine Kaiserschnittoperation notwendig, weil es bei der Geburt Probleme gibt. Das Umschalten auf diese Art von Geburt fällt dir vielleicht nicht so leicht, weil du dir ursprünglich eine vaginale Geburt gewünscht hast, aber trotzdem ist es gut für dich und dein Baby, diese Unterstützung als hilfreich anzunehmen. Es kann gut sein, wenn du dich für diesen Fall mit einer Geburtsplanvariante B vorbereitet hast und deine Wünsche anhand der Wunschpunkte kommunizieren kannst oder auch von deiner Begleitung kommunizieren lässt.

Für eine Entscheidung zum ungeplanten Kaiserschnitt kann es folgende Gründe geben, zum Beispiel:

- eine Infektion des Babys, der Plazenta, der Eihöhle und Eihäute (Amnioninfektionssyndrom),
- die Sauerstoffunterversorgung des Babys,
- ein verzögerter Geburtsverlauf und Geburtsstillstand,
- starke Blutungen, die durch eine vorzeitige Ablösung der Plazenta oder einen Riss in der Gebärmutterwand verursacht werden,
- ein Missverhältnis zwischen dem Köpfchen des Babys (zu groß) und dem mütterlichen Becken,
- ein Nabelschnurvorfall,
- eine geburtsunmögliche Einstellung des Köpfchens (bestimmte Gesichtslage, hoher Gradstand).

Ablauf der Operation

Wenn die Entscheidung zur Kaiserschnittgeburt mit dir besprochen wird, wirst du wie bei allen Operationen über die möglichen Risiken aufgeklärt und über den genauen Ablauf informiert. Es wird Blut abgenommen und ins Labor geschickt. Wenn es dein Wunsch ist, dass deine Begleitperson dich in den OP begleitet, wird das in den allermeisten Kliniken möglich sein. Du brauchst dir keine Sorge darüber zu

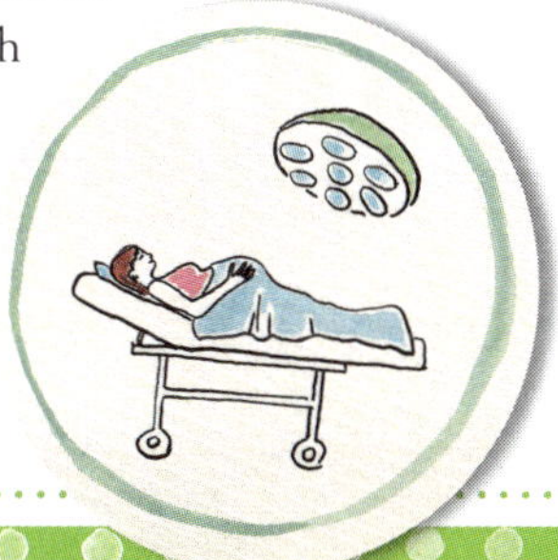

machen, dass dein Liebster/deine Liebste dort Schwierigkeiten aufgrund deines geöffneten Bauches bekommt, weil er/sie immer am Kopfende platziert wird, um mit dir gemeinsam das Baby zu begrüßen.

Nach dem aus juristischen Gründen notwendigen Unterschreiben der OP-Einwilligung wirst du von deiner Hebamme oder Ärztin noch einmal vaginal untersucht, und es wird eventuell eine Ultraschallkontrolle durchgeführt. Eine Narkoseärztin bespricht mit dir die verschiedenen Möglichkeiten der Anästhesie. Danach wirst du eine weitere Aufklärungsschrift, dieses Mal zur Anästhesie (PDA/EDA, Spinalanästhesie*, eine Kombination aus beiden oder aber Vollnarkose), unterschreiben müssen.

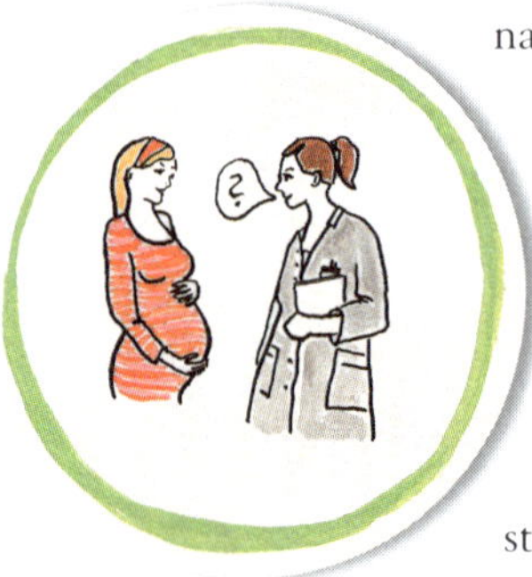

Du wirst gebeten, dich umzuziehen und in ein Klinikhemd zu schlüpfen. Lege deinen Schmuck ab, nimm Kontaktlinsen oder eventuelle Zahnprothesen heraus und lass alles sicher verstauen. In deine Armvene bekommst du einen Zugang mit einer Verweilkanüle. Bitte um das Legen der Kanüle in deinen nicht dominanten Arm. Abhängig von der Wahl der Narkoseform kann jetzt schon eine Infusion angehängt werden. Falls du noch Schamhaare »trägst«, werden diese über dem Schambein rasiert oder kurz geschnitten. Es ist nicht mehr überall üblich, aber es kann sein, dass du in einigen Kliniken Kompressionsstrümpfe angezogen bekommst, die du nach der Operation bis zur Entlassung aus der Klinik tragen sollst. Dann wird mit dem CTG kontrolliert, ob es deinem Baby gut geht.

Im OP wird es voll werden, und alle sind ein wenig verkleidet mit Kopfbedeckungen und Mundschutz. Und auch deine

Begleitperson wird sich so umgezogen haben. Zur OP-Crew gehören: eine Geburtshelferin mit einem, manchmal zwei Assistenten; eine Anästhesistin mit mindestens einem Pfleger oder einer Pflegerin; zwei OP-Pflegerinnen und natürlich deine Hebamme. In den Kliniken mit entsprechender Ausstattung wird auch noch eine Kinderärztin mit Kinderkrankenpflegerin anwesend sein.
Im OP steht der Tisch, auf den du heraufkletterst und an Überwachungsmonitore angeschlossen wirst. Deine Begleitperson wird an deinem Kopf platziert und kann höchstwahrscheinlich eine Hand von dir halten (die andere Hand oder der Unterarm hat die Zugänge für die Medikamente). Bei einer Leitungsanästhesie* wird mit Eiswürfeln oder Kanülen getestet, ob die Betäubung gut wirkt. Danach wird dein Bauch mit einem Desinfektionsmittel gereinigt. Wenn du eine Vollnarkose bekommst, wird diese nun vorbereitet. Wenn die Anästhesien liegen, bekommst du einen Blasenkatheter gelegt, damit deine Harnblase leer ist und bei der Operation nicht verletzt werden kann. Dabei kannst du um etwas Privatheit bitten und die Menschen deines OP-Teams, die den Katheter nicht legen, so lange an deinem Kopfende warten lassen. Nun wird dein Körper mit sterilen Tüchern abgedeckt, damit du und deine Begleitung bei der Operation deinen Bauch nicht sehen müsst.
Bei der OP wird deine Geburtshelferin einen etwa 15 Zentimeter langen Schnitt kurz über dem Schambein legen, alle darunter liegenden Gewebeschichten durchtrennen und die Harnblase zur Seite schieben, bis die Gebärmutter erreicht ist. Quer am unteren Teil der Gebärmutter wird ein weiterer Schnitt gesetzt und mit den Fingern nach rechts und links erweitert. Das aus der Öffnung kommende Fruchtwasser wird abgesaugt, was du gut als ein gurgelndes Geräusch hören wirst. Die Operateurin greift nun mit ihren Händen in deine Gebär-

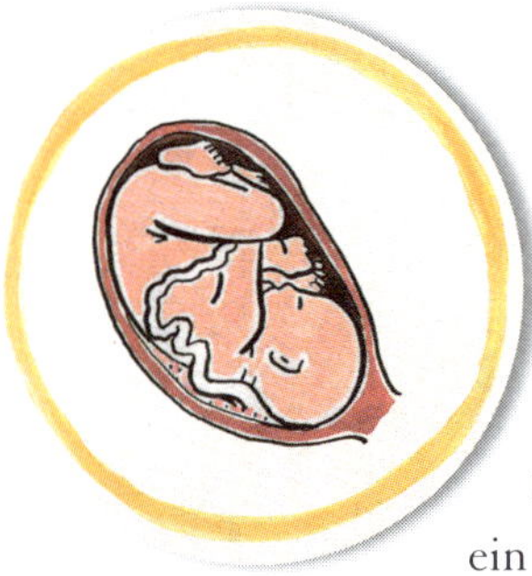

mutter, um den Teil des Babys zu fassen, der im Becken am tiefsten liegt. Dann wird der restliche Körper deines Babys herausgehoben (vielleicht magst du mithelfen?).

Oft wird gleich abgenabelt und das Baby der Hebamme übergeben, die es in ein warmes Tuch hüllt. Aber da kannst du um etwas Verzögerung bitten (siehe dazu das Kapitel »Das Wunder ist da!«) Wenn es deinem Baby gut geht, wird es dir auf die Brust gelegt oder gehalten, damit du es begrüßen und küssen kannst. Magst du es bei dir behalten, bis du fertig operiert bist, oder ist es okay für dich, wenn deine Begleitung sich erst einmal um deinen kleinen Schatz kümmert? Nach dem Knuddeln kann deine Begleitung das Baby zur ersten Untersuchung begleiten. Deine OP ist natürlich erst dann beendet, wenn die Plazenta durch den Bauchschnitt entfernt wurde und die Operationswunde wieder schichtweise zugenäht ist.

Nach der U1 beim Baby kann sich deine Begleitung jetzt gemütlich hinsetzen oder hinlegen, den Oberkörper frei machen und das Baby auf seine/ihre Haut legen. Der kleine Schatz wird sich mit Tüchern umhüllt warm und geborgen fühlen, bis du wieder diesen Part übernehmen kannst.

Die Kaiserschnitt-OP dauert ungefähr insgesamt eine Stunde. Sobald sie abgeschlossen ist, wirst du noch für mindestens zwei Stunden in einem Aufwachraum oder in kleineren Krankenhäusern im Kreißsaal überwacht. Dabei kontrolliert die Hebamme oder eine Gesundheitspflegerin Blutdruck und Puls, dein Schmerzempfinden, die Größe der Gebärmutter und die Menge deiner Blutung und Harnausscheidung. Bei Schmerzen, die meist noch eine Weile andauern, kann über den PDA/EDA-Katheter ein Betäubungsmittel nachgespritzt werden.

Wenn alles gut gelaufen ist und du dich soweit okay fühlst, wirst du in dein Zimmer auf der Wöchnerinnenstation gebracht. Der Klinikaufenthalt nach der Kaiserschnittgeburt dauert heute zwischen drei und fünf Tagen, bis du dann mit deinem Baby wieder nach Hause gehen kannst. Und natürlich wirst du noch mindestens zwei bis drei weitere Wochen danach viel Unterstützung für deine Alltagsorganisation brauchen.

Myrna, 39 Jahre, und Alex, 3 Monate

Nach sechs Stunden mit Wehen wurden die Herztöne von Alex immer wieder ganz langsam – so unter 60 Schläge pro Minute –, und alle Positionswechsel halfen nicht. Da sich Alex immer langsamer mit seinen Herztönen wieder normalisierte, wurde zu einem Kaiserschnitt geraten. Schlimm dabei war für mich, dass ich solche Sorgen um Alex hatte und nicht vor der OP selbst. Die Betäubung wirkte schnell und vom Aufschneiden spürte ich außer Ruckeln gar nichts. Alex wurde herausgehoben, er schrie sofort und konnte auf meiner Brust warm zugedeckt liegen, bis ich wieder zugenäht war. Doof waren die Schmerzen hinterher. Ich musste alle drei Stunden Schmerzmittel nehmen, und es fiel mir schwer, Alex in den ersten Tagen zu wickeln. Im Nachhinein hätte ich mir das Ganze zwar anders gewünscht, aber meinem süßen kleinen Alex wurde so aus einer richtig schwierigen Situation herausgeholfen. Das ist im Nachhinein das Wichtigste!

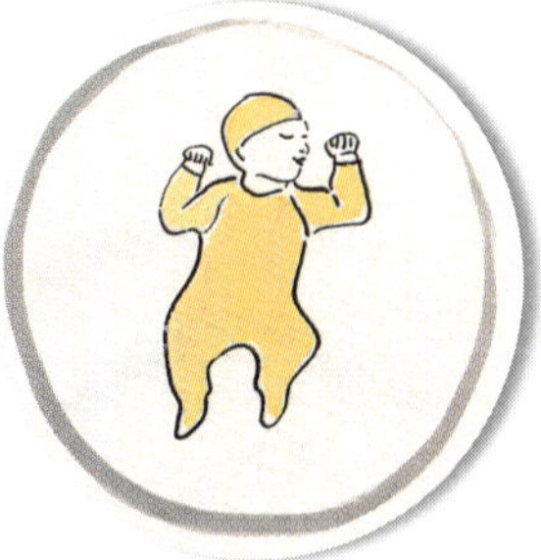

Notfallkaiserschnitt

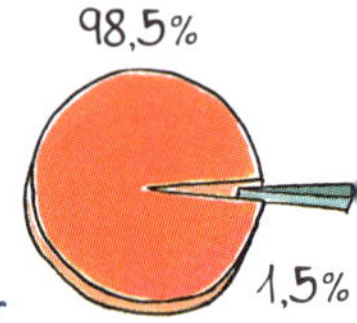

Bei einem Notfallkaiserschnitt, der dann durchgeführt wird, wenn du oder dein Baby in akuter Lebensgefahr bist **(nur bei etwa 1,5 Prozent aller Geburten),** wird immer eine Vollnarkose gewählt, wenn noch keine Leitungsanästhesie liegt. Sie ist die am schnellsten wirkende Narkose. Auch wenn der sonstige Ablauf der Operation ähnlich wie bei einem geplanten Kaiserschnitt ist, bedeutet doch die Entscheidung zu einem Notfallkaiserschnitt, dass vom Alarm bis zur Geburt des Babys jede Minute zählt. Das Personal um dich herum wird sich sehr mit den Vorbereitungen beeilen, deine Begleitperson wird aus dem Raum geschickt, und alles um dich herum ist voller Spannung. So hast du dir den Geburtsverlauf wahrlich nicht gewünscht, aber vertraue auf die Fähigkeiten deiner medizinischen Betreuer – bei einer solchen Entscheidung solltest du das Bild eines schönen Geburtsprozesses loslassen zugunsten einer sicheren und gesunden Geburt für dich und dein Baby.

Plazentalösungsstörung

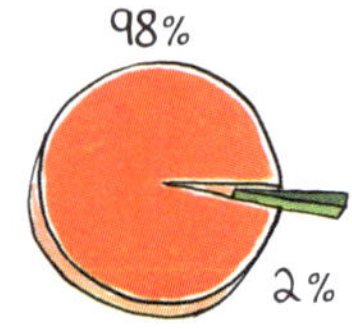

Wenn die Geburt der Plazenta sich verzögert und sie sich nur teilweise oder gar nicht löst, kann es zu einer verstärkten Blutung kommen.
Diese wird verursacht durch die relativ große Wundfläche in der Gebärmutter, die so lange stark bluten kann, bis die Plazenta geboren ist. **Diese Störung taucht aber nur bei etwa zwei Prozent aller Geburten auf.**

Deine Hebamme wird immer wieder überprüfen, ob sich die Plazenta inzwischen gelöst hat. Du selbst merkst das, wenn es im Unterbauch zieht oder drückt oder plötzlich eine Wehe kommt. Wenn du keine starke Blutung hast, wird die Hebamme nach circa 30 bis 60 Minuten versuchen, die Plazenta durch gleichmäßigen Zug an der Nabelschnur und Druck auf die Gebärmutter zu gewinnen. Dazu wirst du in der Klinik über eine Infusion ein Wehenmittel bekommen. Bevor die Plazenta manuell gelöst werden muss, können deine Hebamme oder die Geburtshelferinnen zunächst noch einige »Tricks« versuchen. Das geht natürlich nur, wenn die Blutung sich in Grenzen hält.

»Tricks«, die die manuelle Lösung der Plazenta verhindern können:

- Stimulation der Brustwarzen oder Anlegen des Babys, um Wehen anzuregen,
- Entleeren der Harnblase,
- Massage des oberen Teils der Gebärmutter,
- Akupunktur,
- aufrechte Haltungen wie Stehen oder Hocken,
- Injektion einer Kochsalzlösung mit einem Wehenhormon in die Nabelschnurvene,
- Unterstützung durch einen Wehentropf.

Falls die Plazenta sich dennoch nicht lösen will oder eine starke Blutung auftritt, muss die Ursache dafür gefunden und die Plazenta manuell gelöst werden. Dazu tastet die Geburtshelferin mit der Hand nach den Resten oder der anhaftenden Plazenta. Dieser Eingriff findet – wenn es schnell gehen muss – in einem OP unter Vollnarkose statt. Wenn die Blutung nicht so stark ist, kann auch eine Leitungsanästhesie gelegt werden. Danach helfen Wehenmittel, die Gebärmutter in einem guten Kontraktionszustand zu halten. Damit nach dem Eingriff keine Infektionen auftreten, werden vorbeugend Antibiotika gegeben.

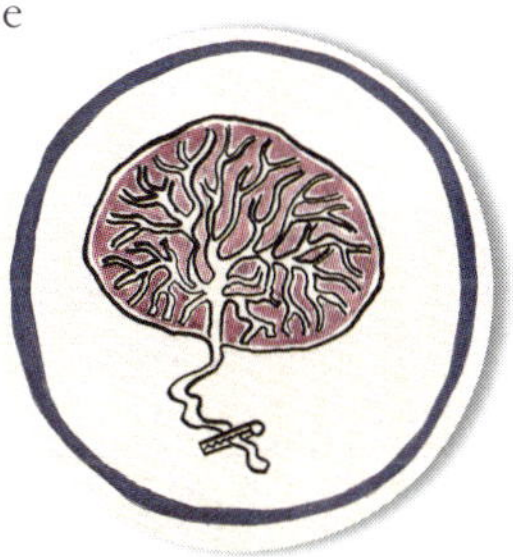

Das Baby braucht Starthilfe: Zu früh geborenes oder krankes Baby

Manche Babys haben es einfach sehr eilig oder werden krank geboren! Als **frühgeborene Babys** bezeichnet man alle Babys, die vor der vollendeten 37. Schwangerschaftswoche geboren werden. Trotz aller vorsorgenden Bemühungen werden nach wie vor fünf Prozent aller Babys vor der 37. Schwangerschaftswoche geboren.

Der früheste Zeitpunkt, ab der ein kleiner Mensch mit sehr viel Hilfe überleben konnte, war bisher die 22. Schwangerschaftswoche. Das Überleben dieses Babys grenzte an ein kleines Wunder. Für Babys, die in der 24. und 25. Schwangerschaftswoche geboren werden, hat sich durch Fortschritte in der Versorgung unreifer Frühgeborener die Überlebenswahrscheinlichkeit auf etwa 70 bis 85 Prozent eingependelt. Mit jeder weiteren Woche steigt die Überlebenswahrscheinlichkeit weiter an, bei 28 und 29 Schwangerschaftswochen liegt sie schon bei über 90 Prozent.

Je früher ein Baby zur Welt kommt, desto wichtiger ist eine geburtshilfliche Klinik mit einer angegliederten Kinderklinik, die eine Frühgeborenen-Intensivstation besitzt, um seine Chancen für ein gesundes Leben zu erhöhen. Das sind häufig die großen Kliniken, die Perinatalzentren sind. Wenn bei dir eine Frühgeburt droht, solltest du gleich das nächstgelegene Zentrum ansteuern, um dir und deinem Baby alle weiteren Transporte zu ersparen.

In der geburtshilflichen Klinik wird man vielleicht versuchen, die Geburt noch etwas aufzuhalten, um eine **lungenreifefördernde Behandlung für dein Baby** abzuschließen. Dazu bekommst du im Abstand von 24 Stunden zweimal ein Glukokortikoid gespritzt, damit die Lungenbläschen deines Babys schneller reifen. Bereits ein einziger Behandlungszyklus kann die Wahrscheinlichkeit erhöhen, dass die Lungen deines Kindes nach der Geburt besser funktionieren.

Aishe, 23 Jahre, und Mehmet, 2,5 Monate

Mehmet wollte wohl schon in der 31. Schwangerschaftswoche kommen. Ich hatte genau am Hochzeitstag meines Bruders einen Blasensprung und wurde von der Feuerwehr in ein Krankenhaus mit einer Frühgeborenen-Abteilung gefahren. Wir hatten Glück im Unglück, weil der Wehenbeginn so lange aufgehalten werden konnte, dass ich noch Lungenreifespritzen bekommen konnte. So musste Mehmet, der drei Tage später mit einem Gewicht von 1510 Gramm kam, keine Beatmung, sondern nur ein wenig Sauerstoffzufuhr in seinem Inkubator kriegen. Ja, Inkubator ist das erste Wort, das ich neu lernte. Es folgten: Beatmungsschlauch, Infusionsschläuche, Phototherapie, Magensonde ...

Mehmet war im Gegensatz zu vielen anderen winzig kleinen Babys sehr rasch bei seiner Gewichtszunahme und hatte in der Klinikzeit keine Infektionen bekommen. Wir konnten nach vier Wochen nach Hause gehen und waren unendlich dankbar, dass die Schwestern und Ärztinnen uns so lieb behandelten und uns bei allem halfen. Jetzt kommt noch eine Kinderkrankenschwester einmal in der Woche zu uns, und mit der Hebamme üben wir das Stillen.

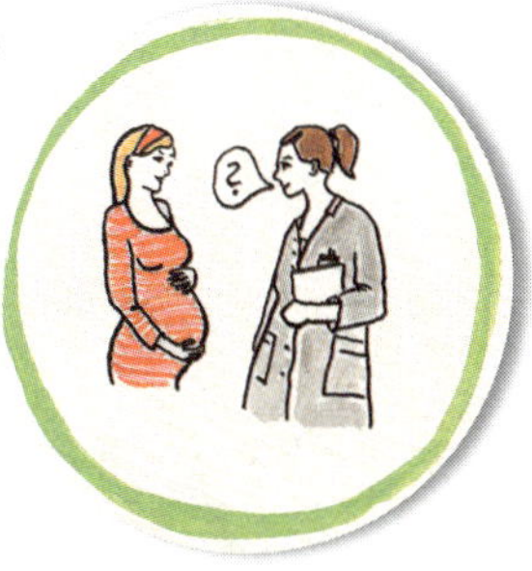

Wenn du schon in deiner Schwangerschaft von einer **Erkrankung deines Babys** erfahren hast, wirst du gemeinsam mit deinen betreuenden Ärztinnen über den geeigneten Geburtsort für dein Baby beraten. Bei einer Herzerkrankung kann das angegliederte Kinderkrankenhaus mit einer Spezialabteilung wichtig sein. Bei

einer anderen Erkrankung auch ein entsprechend anders spezialisiertes medizinisches Zentrum.
Die Zeit nach einer sehr frühen Geburt oder nach der eines kranken Babys wird immer extrem herausfordernd für alle Beteiligten sein. Auf der einen Seite möchtest du deinem Baby jetzt besonders viel Zuwendung in Form von Hautkontakt und tröstenden Worten geben. Auf der anderen Seite ist es aber auch für dich eine große Herausforderung, verbunden mit Ängsten, Zukunftssorgen und dem Stress dein Alltagsleben zu organisieren. **Denke daran, dich nicht immer nur an zweiter Stelle zu sehen**, und denke an genügend Essen und Schlaf auch für dich! Rede mit Menschen, die deine Situation kennen und verstehen. **Hole dir von deiner Familie, deinen Freunden und von Fachpersonal so viel Hilfe, wie es nur geht,** um diese Phase gut zu überstehen.

Herzlichen Glückwunsch!

Ich möchte dir gratulieren. Egal, ob du einen leichten oder auch einen nicht so leichten Start mit deinem Baby hattest. Du bist Mutter geworden und ich wünsche dir von Herzen, dass du die ersten Tage und Wochen mit deinem Baby genießen kannst, dir Raum für das Verarbeiten des Erlebten gönnst, und dir die Zeit gibst gaaaanz viel mit deinem kleinen Schatz zu kuscheln.

Alles, alles Gute dafür!
Deine Buchhebamme

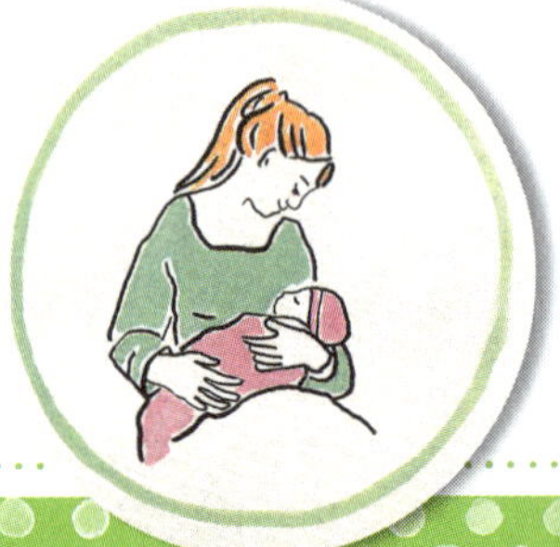

Über die Autorin

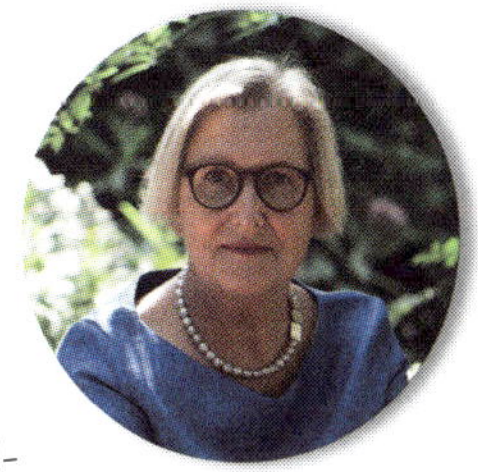

Silvia Höfer ist Hebamme, Ehefrau und selbst auch Mutter und vierfache Großmutter.
Schon während ihrer Ausbildung wurde sie Gründungsmitglied des ersten deutschen Geburtshausvereins in Berlin-Charlottenburg. Später arbeitete sie als Hebamme in Berlin, aber auch in Südindien und im Sudan. Sie war zudem Mitbegründerin einer Kooperation zwischen Ärzten und Hebammen, die in einem Geburtshaus auf einem Berliner Klinikgelände Familien während Schwangerschaft, Geburt und Wochenbett begleiteten. Für den Deutschen Hebammenverband erstellte sie qualitätssichernde Empfehlungen für freiberufliche Hebammen.
Silvia Höfer hat viele medizinische Artikel verfasst, Vorträge gehalten und als Autorin zu Fach- und Lehrbüchern für Hebammen und Ärzte beigetragen. Als Expertin im Fernsehen war sie bei »Planet Wissen« zu sehen. Für den Gräfe und Unzer Verlag schrieb sie das Sachbuch »Hebammen-Gesundheitswissen«, den Ratgeber »Quickfinder Babys erstes Jahr« und den Ratgeber »Quickfinder Schwangerschaft«. 2014 erschien das reich bebilderte Buch »Meine Schwangerschaft«.
Im Herder Verlag erschien 2015 das Sachbuch »Don't worry, be happy. Gelassen Eltern werden – Gelassen Eltern sein« und im Kreuz Verlag das Büchlein »Ich freu mich sehr auf dich – 10 Tipps für eine sorglose Schwangerschaft«.
2018 erschien im Kösel-Verlag das Buch »Schwangerschaft – Was eine Hebamme ihrer Tochter mitgeben würde«.
Seit über 40 Jahren arbeitet Silvia Höfer als freiberufliche Hebamme in der Schwangerenvorsorge, der Geburtshilfe und der Wochenbettbetreuung in Berlin.
www.silviahoefer.de

Glossar

Hier findest du sehr viele von den Begriffe, die in der medizinischen Welt rund um die Geburt gebräuchlich sind.

Abort = Fehlgeburt. Verlust eines Babys, das weniger als 500 Gramm wiegt und nicht lebensfähig ist (Zeitpunkt momentan vor der 22. Schwangerschaftswoche definiert).
Abruptio = vorzeitige Ablösung der Plazenta von der Gebärmutterwand.
Analgetika = Medikamente, die zur Aufhebung der Schmerzempfindlichkeit eingesetzt werden.
Anti-D-Prophylaxe = prophylaktische Injektion von Antikörpern, die Rhesus-negativen Frauen in der Schwangerschaft nach Eingriffen beziehungsweise nach der Geburt gegeben wird, wenn die Möglichkeit besteht, dass mütterliches und kindliches Blut in Kontakt gekommen sind.
Apgar-Wert = international verwendetes Punktesystem, mit dem der Vitalzustand deines Babys kurz nach der Geburt bewertet wird. Beurteilt werden Herzfrequenz, Atmung, Muskeltonus, Durchblutung und Reflexe.
Beckenboden = Muskulatur, die den Abschluss des kleinen Beckens bildet. Diese Muskulatur wird in der Schwangerschaft weicher und durch die Geburt gedehnt. Die deutlich verminderte Spannung muss nach der Geburt durch Rückbildungsgymnastik wieder aufgebaut werden.
Beckenendlage = auch Steißlage genannt, beschreibt die Lage des Babys im Becken, wenn es sich mit dem Popo oder Popo und Füßen nach unten ins Becken gesetzt hat.
Bilirubin = Gallenfarbstoff, der vor allem beim Abbau des roten Blutfarbstoffs (Hämoglobin) entsteht. In hohen Konzentrationen Auslöser für die Neugeborenengelbsucht.
Braxton-Hicks-Kontraktionen = um die 30. Schwangerschaftswoche beginnende Kontraktionen, die weder den Muttermund öffnen noch den Gebärmutterhals verkürzen. Benannt nach einem englischen Arzt.
B-Streptokokken = siehe Streptokokken
Dammschnitt (Episiotomie, Abk. EPI) = Durchtrennung des Dammgewebes. Dadurch soll die Geburt beschleunigt beziehungsweise erleichtert werden.
Dopton = kleines Hand-Ultraschallgerät, mit dessen Hilfe Hebammen die kindlichen Herztöne kontrollieren können. Kommt vor allem bei außerklinischen Geburten und Hausbesuchen von Hebammen in der Schwangerschaft zum Einsatz.

Doppler-Ultraschall = Ultraschallmethode zur Blutflussmessung. In Doppleraufnahmen werden Bewegungen (z.B. von Körperflüssigkeiten) sichtbar. Üblicherweise werden Bewegungen auf den Schallkopf zu mit der Farbe Rot und solche vom Schallkopf weg mit der Farbe Blau überlagert.

Embryo = Bezeichnung für das Baby von der Zeugung bis zum Ende der achten Woche. In dieser Zeit bilden sich alle wichtigen Organe.

Epiduralraum = die im Wirbelkanal gelegene äußere Hülle des Rückenmarks.

Evidenz = In der Medizin bezeichnet Evidenz den durch Studien erbrachten Nachweis des Nutzens einer diagnostischen oder therapeutischen Aktion.

Fötus = oder Fetus (lateinisch – die Brut, Nachkommenschaft), bezeichnet ein Baby in der Gebärmutter nach Ausbildung der inneren Organe. Davor spricht man von einem Embryo. Die Fetalperiode beginnt beim Menschen in der 9. Schwangerschaftswoche und endet mit der Geburt.

Fontanelle = Knochenlücken im Schädel des Babys. Sie ermöglichen, dass sich die Schädelknochen während der Geburt übereinanderschieben und der Kopfumfang sich dadurch verkleinert.

Forceps = Geburtszange. Instrument, mit dessen Hilfe Geburten beschleunigt beendet werden können.

Fundus = oberster Punkt der Gebärmutter. Erreicht seinen höchsten Stand um die 36. Schwangerschaftswoche. Wird bei jeder Vorsorgeuntersuchung gemessen und in den Mutterpass eingetragen.

Gebärmutterhals (Zervix) = unterer Teil der Gebärmutter, der in die Vagina hineinragt.

Geburtseinleitung = medikamentöse Einleitung des Gebärens vor dem natürlichen Wehenbeginn.

Geburtskanal = der Weg, den das Baby während der Geburt nimmt: das knöcherne Becken und der untere Teil der Gebärmutter mit Gebärmutterhals, Vagina und Beckenbodenmuskulatur.

Gravidität = Schwangerschaft

Hämoglobin (Hb) = Sauerstoff transportierender Bestandteil der roten Blutkörperchen.

Harn- und Stuhlinkontinenz = Unfähigkeit, Harn und Stuhl zu halten.

HELLP = Die Abkürzung HELLP steht für den Zerfall der roten Blutkörperchen (H = haemolytic anaemia), die Erhöhung der Leberenzymaktivität (EL = elevated liver enzymes) und eine geringe Anzahl an Blutplättchen (LP = low platelet account).

Intubationsnarkose = Inhalationsnarkose, bei der das Narkosegas über einen Schlauch verabreicht wird – auch Vollnarkose genannt.

Käseschmiere (auch Vernix) = Fettige Substanz, die sich im letzten Schwangerschaftsdrittel bildet und die Baby-Haut davor schützt, im Fruchtwasser aufzuweichen und schrumpelig zu werden.

Kardiotokograph (CTG) = ein mit Ultraschallwellen arbeitendes Überwachungsgerät, das gleichzeitig kindliche Herztöne und Wehentätigkeit aufzeichnet.

Kontraktion = anderes Wort für Wehen. Wörtliche Bedeutung: Zusammenziehung.

Lanugobehaarung (oder Wollhaar) = Haarflaum, der den Fötus bedeckt.

Leitungsanästhesie = Schmerzausschaltung, bei der ein Nerv betäubt wird. Häufigste Form ist die PDA.

Mekonium = auch Kindspech. Erster, dunkelgrüner Stuhl von Babys.

Mikrobiom = Die Gesamtheit aller den Menschen besiedelnden Mikroorganismen.

Moxabehandlung = Die Moxabehandlung ist in der Traditionellen Chinesischen Medizin eine Brenntherapie mit Beifußzigarren, bei der Akupunkturpunkte durch Erwärmen angeregt werden sollen. Wird häufig bei Müttern mit Babys in Beckenendlage angewandt.

Muttermund = Öffnung des Gebärmutterhalses, die sich in der Eröffnungsphase der Geburt durch Wehen aufdehnt.

Muttermundslippe = Der Muttermund öffnet sich nicht gleichmäßig von der Mitte aus, sondern wie eine Ellipse von hinten nach vorne. Das heißt, bei der Geburt hat jede gebärende Frau eine »vordere Muttermundslippe« – abhängig davon, ob und wann eine vaginale Untersuchung erfolgt, wird die Lippe festgestellt oder eben nicht.

Nachgeburt (bestehend aus Plazenta, Eihäuten und Nabelschnur) = wird nach der Geburt des Babys ausgestoßen. Erst dann ist die Geburt beendet, und das Wochenbett beginnt.

Ödem = Wassereinlagerung im Gewebe.

Oligohydramnion = Verminderung der Fruchtwassermenge.

Oxytocin = ein Hormon, das im Gehirn gebildet wird. Es löst Wehen aus und spielt bei der Rückbildung der Gebärmutter sowie bei der Milchbildung eine wichtige Rolle.

Periduralanästhesie (PDA), auch Epiduralanästhesie (EDA) genannt, = eine Leitungsanästhesie, in der ein Lokalbetäubungsmittel in den Periduralraum gespritzt wird, um den unteren Beckenbereich schmerzunempfindlich zu machen.

Perinatalmedizin = ein Teilgebiet der Medizin, das sich mit Mutter und Kind während und nach der Geburt beschäftigt.

pH-Wert = Maß für den sauren oder basischen Charakter einer wässrigen Lösung. Damit wird nach der Geburt des Babys bestimmt, ob es ausreichend mit Sauerstoff versorgt ist, indem Blut aus der Nabelschnur entnommen wird.

Plazenta accreta = bezeichnet in der Geburtshilfe eine Störung der Plazentahaftung, bei der die Plazenta mit der Gebärmutterschleimhaut oder der Gebärmuttermuskulatur verwachsen ist. Dadurch löst sich die Plazenta nach der Geburt des Kindes nicht, und es kann zu erheblichen Blutungen kommen.
Plazenta praevia = Mutterkuchen, der über oder in der Nähe des inneren Muttermundes sitzt.
Polyhydramnion = eine übermäßige Fruchtwassermenge von über 1,5 bis 2 Litern am Termin.
Präeklampsie = Schwangerschaftskomplikation, selten vor der 20. Woche, bei der Bluthochdruck, Eiweiß im Urin und in vielen Fällen auch Wassereinlagerungen im Gewebe zu finden sind.
Präventiv (von lateinisch für »zuvorkommen, verhüten«) = vorbeugende Maßnahmen, um ein unerwünschtes Ereignis oder eine unerwünschte Entwicklung zu vermeiden.
Primärer Kaiserschnitt = geplanter Kaiserschnitt vor Einsetzen des natürlichen Geburtsbeginns.
Schädellage (SL) = Baby liegt mit dem Köpfchen nach unten im Becken.
Sectio caesarea (Kaiserschnitt) = Das Baby wird mittels eines operativen Eingriffs geboren. Dabei werden Bauchraum und Gebärmutter geöffnet.
Sekundärer Kaiserschnitt = Entscheidung zur Kaiserschnittgeburt nach Einsetzen der Geburt aufgrund von Komplikationen.
Sonographie = Ultraschall.
Spasmolytika = krampflösende Medikamente.
Spinalanästhesie = Leitungsanästhesie, in der ein Lokalbetäubungsmittel in den Spinalraum gespritzt wird, was zur Betäubung des unteren Beckenbereichs führt.
SSW = Schwangerschaftswoche.
Streptokokken der Gruppe B (GBS) = Bakterien, die verschiedene Infektionskrankheiten auslösen können. Sie sind der Hauptverursacher einer bakteriellen »Blutvergiftung«, Lungenentzündung und Hirnhautentzündung bei Neugeborenen und des Kindbettfiebers.
SIH = Durch die Schwangerschaft ausgelöster Bluthochdruck.
Thrombose = Blutpfropfbildung in Arterien oder Venen.
Totgeburt = Geburt eines Babys nach der 22. Schwangerschaftswoche beziehungsweise mit einem Gewicht über 500 Gramm, das keine Lebenszeichen zeigt.
Vakuumextraktion (VE) = Geburt mithilfe einer Saugglocke.
Wunschkaiserschnitt = Kaiserschnitt, der ohne medizinischen Grund auf Wunsch der Frau durchgeführt wird.

Unsere Wunschgeburt

Betreffendes ankreuzen, durchstreichen oder ergänzen

Gebärort:

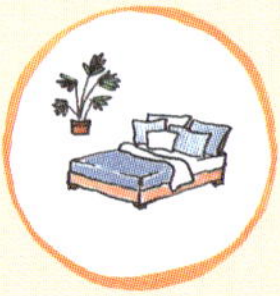

❑ Zu Hause

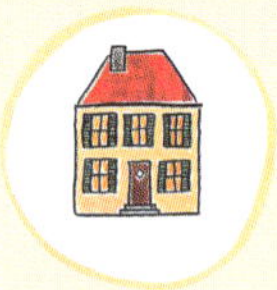

❑ Geburtshaus

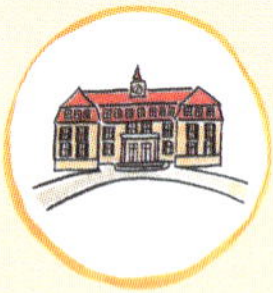

❑ Klinik

❑ Kinderklinik

Wievielte Geburt:

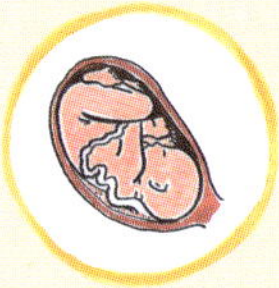

☐ *(Anzahl dazuschreiben)*

Gefühle zur Geburt:

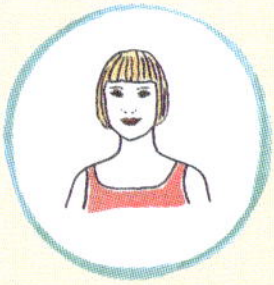

❑ zuversichtlich

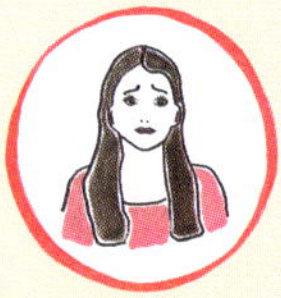

❑ ängstlich

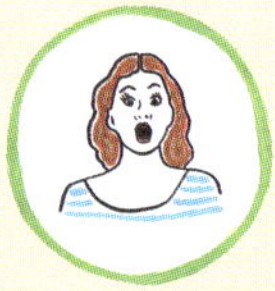

❑ panisch

Umgebung:

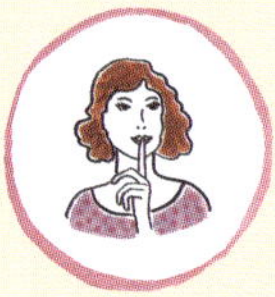

❑ leise bitte

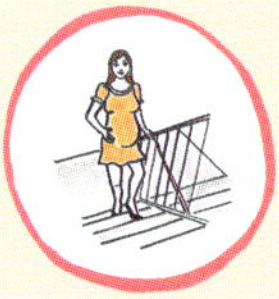

❑ Frei bewegen

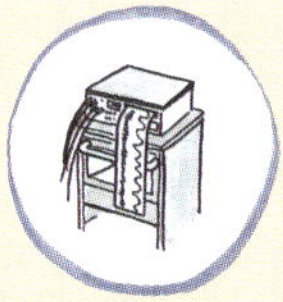

❑ CTG

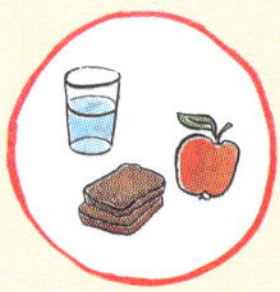

❑ Essen

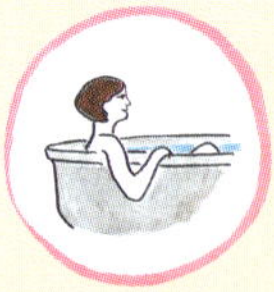

❑ Wanne

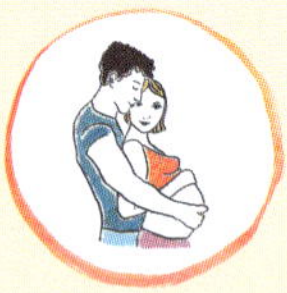

❑ Partner dabei

❑ ______________________

❑ ______________________